お医者さんが薦める

医学博士・循環器専門医 大塚 亮 著

美腸活レシピ

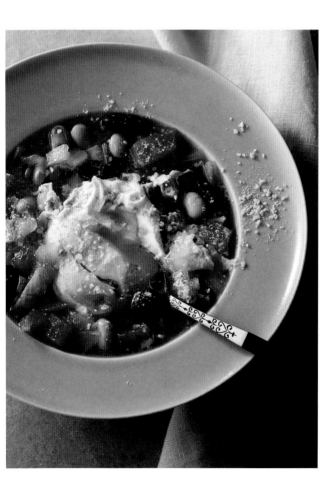

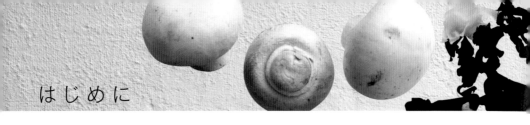

「腸脳相関」

腸が脳を作り、片方が不調になると
他方も調子が悪くなる

—

動物はまず、「消化」をすることから始まりました。植物が光合成をしてエネルギーを
作り出すのに対し、動物は他の生物を食べて消化して生き延びてきたのです。
発生学的にも腸が先に発生し、腸が都合よくエネルギーを取り入れるために脳を作りました。
脳や脊椎、心臓がない動物はいても「腸がない動物はいない」。
そして「消化」とは、人間にとっても根幹となる活動なのです。
人間の消化器官は胃と、小腸・大腸があります。
胃と大腸は動物が進化する中でできたもので、脳と神経でつながっています。
だから脳がストレスを受けると、胃が痛くなったり潰瘍ができたり、
大腸炎や神経性下痢などを起こしたりするのです。
これらの関係を「腸脳相関」といいます。
皆さんがよく目にする「腸活」とは、「大腸活」のこと。
大腸を整えることで、免疫力が上がり、全身の体調がよくなり、
美肌となってダイエットにも有効。
さらに幸福感で満たされるなど、いいことしかありません。
この本では、食べることで自然と大腸活となるレシピをご紹介します。
ぜひ、健康な毎日をお過ごしください。

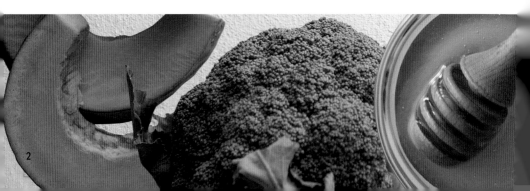

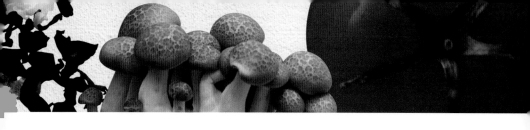

腸活していてもなかなか改善しないのなら、

もうひとつの「腸活」

が必要なのかも!?

—

日本では10人に1人が「過敏性腸症候群」といわれていて、
繰り返す腹痛、下痢、便秘に悩まされています。
ここ数年、世界中で「腸活」という言葉や腸内フローラを改善する
食事や生活習慣の改善、サプリメントなどの情報があふれ、
プロバイオティクスや食物繊維を積極的に摂取する
プレバイオティクスが注目されています。
原因の大半は大腸内の腸内フローラの乱れなのですが、昨今、
SIBOという「小腸内細菌増殖症」という疾患が増えているのです。
これは、糖質のとりすぎが原因で、小腸内で細菌が異常増殖して、大量のガスを
発生したり、下痢、便秘、腹痛、肌荒れ、鬱などさまざまな症状を引き起こします。
お腹の調子がよくなく、通常の腸活では効果が出ない人は、
このSIBOの可能性があり、別の改善策が必要です。
それが「低FODMAP食」＝「小腸活レシピ」です。
まずは「大腸活レシピ」を、それでも改善しなかった場合はこの本の最後の章、
P.95～の「小腸活レシピ」を試してみてください。
コロナ禍で重要視されている「免疫力」のためにも、腸活レシピをお役立てください。

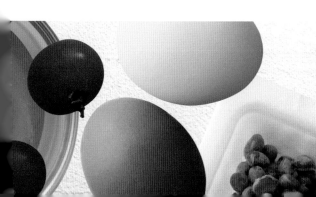

医学博士・循環器専門医
大塚 亮

CONTENTS

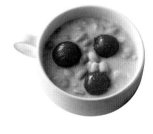

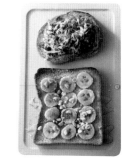

大腸活レシピ

CHAPTER 01 ≫ 朝ごはん

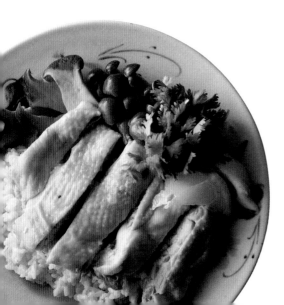

CHAPTER 02 ≫ 昼ごはん

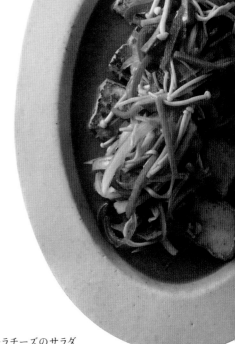

CHAPTER 03 » 夜ごはん

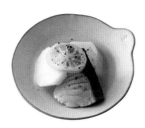

小腸活レシピ

Column

大腸活 のススメ

オススメな
理由

1

免疫力がアップ

大腸に全身の免疫細胞の約7割が集中。
腸活が免疫力低下を防ぐ

前述のように、脳と腸は相関関係にあります。肉体的、精神的ストレスを
脳が受けると、全身にさまざまな炎症が起き、その炎症に反応して免疫
細胞が活性化。特に大腸に全身の免疫細胞の約70%が集まっていること
から、ストレスによる免疫系の活性化には大腸内の「腸内フローラ（菌）」
が必須となります。また、腸内フローラ自体もストレスによってバランス
を崩すことから、腸内フローラとストレスは免疫系を介して相互に作用し
ているのです。

花粉症などのアレルギーは、
腸内環境の乱れが原因のひとつに

腸活によって、免疫力の低下を防ぐことが期待できます。免疫力は20代
をピークに低下の一途。でも腸内の免疫細胞を活性化させることでその
低下の速度を遅くできるとされています。腸内環境の乱れが免疫機能を
低下させ、感染症などにかかりやすくなります。花粉症やアトピーなどの
アレルギー性疾患や、リウマチなどの自己免疫疾患を引き起こしてしまう
ことも。腸内フローラを増やす食生活を始めて、免疫力を養いましょう。

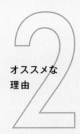

オススメな
理由

幸福感で
満たされる

幸せホルモンのほとんどが
腸内で作られている!

人間の体内には「セロトニン」という神経伝達物質が分泌されていて、精神を安定させストレスを軽減させる効果があり、別名「幸せホルモン」とも呼ばれています。セロトニンの大半が腸内で作られ、セロトニンが不足すると、怒りやすく、時間が経ってもそれを抑えられずにキレやすくなります。腸内環境がよくなると、セロトニンが多く分泌されて、脳は幸福を感じやすくなります。起床後に朝日を浴びると気持ちよく感じるのは、太陽光が網膜に入りセロトニンが分泌されるというメカニズムからです。

気持ちを鎮めるホルモンも
腸で作られる

腸内では、もうひとつのホルモン「GABA
（γ-アミノ酪酸）」を分泌する菌があることも
わかっています。GABAは、主に記憶や
空間学習能力に関わる脳の器官である「海
馬」や小腸で働いて、鎮静・抗痙攣・抗不
安作用があります。近年、便秘がちの子供
が増えていて、同時にキレやすい、落ち着
きがないなどの症状が増えているのは、食
生活が主原因とされ、これらのホルモンが
少ないことが考えられます。

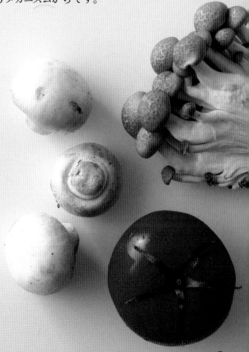

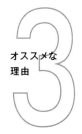

大腸活 のススメ

オススメな理由

3 ダイエットに有効

「短鎖脂肪酸」を増やすことで
"痩せ体質"になれる!

腸活を行うことで腸内細菌が増えて、そこから生み出される「短鎖脂肪酸」
も増加します。短鎖脂肪酸は増えれば増えるほど、痩せ体質になるとい
われています。この「短鎖脂肪酸を作る菌」というのは「ビフィズス菌」や
「酪酸産生菌」のこと。これらの菌が食物繊維などの"エサ"を食べて分解
して短鎖脂肪酸を作り、腸や体のエネルギーになって大腸の中の粘膜を
修復したり、消化・吸収や排便を促します。さらには、脂肪が蓄積され
にくくなったり、免疫を調整したりする作用も注目されているのです。

(食事に関する腸活の方法)

食物繊維をとる

食物繊維は腸内細菌のバランスを整える、便を軟
らかくするなどの効果があります。米などの炭水
化物には、食物繊維が豊富に含まれるため、控え
すぎると便秘の原因になります。

発酵食品をとる

野菜や味噌汁、ヨーグルト、納豆、ぬか漬けとい
った発酵食品の多くに含まれている「ビフィズス
菌」には、腸内細菌の活性化や整腸効果が期待で
きます。ビフィズス菌は大腸に、乳酸菌は小腸に
存在し、特にビフィズス菌は酢酸という短鎖脂肪
酸を作ってくれます。

バランスよく食べる

高脂肪、高タンパクに偏った食事は、腸内細菌の
バランスを崩し、免疫力を低下させます。肉はた
っぷりの野菜と組み合わせて食べましょう。カル
ビとサンチュはその理想例です。

規則的に食べる

腸活は「朝食」が肝心。絶対に抜かないでくださ
い。なぜなら、朝は睡眠中に飢餓状態となった体
がいちばん栄養を欲しているときで、胃腸の働き
を促すためにも必須です。間食を避け、食事と食
事の間を最低4時間以上空けるリズムを作って。

よく噛んで食べる

"1口30噛み"を目標にゆっくり噛んで食べまし
ょう。噛むことで唾液による消化が進み、胃腸へ
の負担が軽減されます。

8

〈 腸活に必要な4大要素 〉

一般的に「腸活」とは、「大腸活」のこと。ここでは、大腸の腸内環境をよくする栄養素をご紹介します。これらの食材を1〜2週間毎日食べてみて、便の状態（色、硬さ、においなど）を観察しましょう。2週間経っても体調に変化がなければ「小腸活レシピ」（P.95〜）を参照してみてください。

発酵食品

発酵食品とは、大豆、米、麦、魚、肉などの原料に含まれるタンパク質やデンプン質などの栄養素を細菌、麹カビ、酵母菌などの微生物が分解。うまみ成分であるアミノ酸やビフィズス菌、乳酸などが生成されたものを加工した食品のこと。

納豆、味噌、塩麹、キムチ、ぬか漬け、チーズなど

オリゴ糖

オリゴ糖は、胃酸や消化酵素でも分解されずに大腸まで届いて腸内環境を整えます。ビフィズス菌などの腸内の善玉菌の栄養源となって増やす働きがあり、特定保健用食品として認められています。

豆腐・納豆などの大豆製品、ごぼう、アスパラガス、バナナ、はちみつ、とうもろこし、大麦、ヤーコンなど

EPA/DHA

EPA（エイコサペンタエン酸）は、人間の体では合成されにくいとされる「必須脂肪酸」です。「血液をサラサラにする」「中性脂肪値を下げる」「動脈硬化を防ぐ」などの効果があります。魚の油にはEPAとDHA（ドコサヘキサエン酸）の両方が含まれており、DHAは脳や神経に存在し、母乳に含まれます。そこで、体の出来上がった成人の健康にはEPA、脳が作られる段階の子供や成長期の乳幼児にはDHAが必要とされます。

青身魚（EPAの含有量が多い順に）真いわし、本まぐろ（トロ）、さば、真鯛、ぶり、さんま、鮭、あじなど

水溶性食物繊維

3つの特性が効果を発揮。そのひとつ、「粘着性」は、胃腸内をゆっくり移動してお腹がすきにくく、食べすぎを防ぐ効果が。さらに、糖質の吸収をゆるやかにして、食後血糖値の急激な上昇を抑えます。2つ目の「吸着性」は、胆汁酸やコレステロールを吸着し、体外に排泄。3つ目の「発酵性」は、大腸内で発酵・分解されると、ビフィズス菌などが増えて腸内環境を整えます。

ごぼう、大麦、切り干し大根、オクラ、海藻類、きのこ類、アボカド、モロヘイヤ、らっきょう、にんにく、納豆など

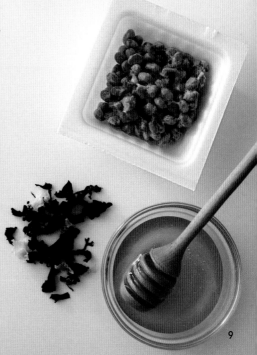

オススメな
理由

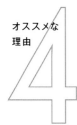

美肌に導く

"腸活＝肌活"。
腸・脳・皮膚の3つを整えよう

不安や心配、怒りや悲しみといったストレスが脳にかかり、イライラした
り落ち込んだりすると、皮膚が荒れたりかゆみが出たりします。ストレス
を受けると、自律神経のバランスが崩れ、肌に栄養を与える毛細血管の血
流が悪くなったり、脳の不安定さが肌に影響を与えることに。これは単
なる肌荒れではなく、体からのSOSサインとも受け取れます。また便秘（腸
内細菌のバランスが崩れる）にも要注意。腸内に腐敗物質が多く産生され、
腸管内で血管を経由して体全身を巡ることで、肌トラブルに直結。腸内環
境を整えて便通をよくすることが肌質改善につながっていくのです。つま
り、皮膚、脳、腸は互いに影響し合っているのです（腸脳皮膚相関）。

〈 **皮膚の機能** 〉

皮膚は人体で最も大きな臓器。内臓を外界
の刺激から守り、体を維持しています。表
皮は角化（ターンオーバー）を繰り返すこ
とで角層のバリア機能を保持し、真皮では
コラーゲンやエラスチン、ヒアルロン酸が肌
の弾力性やハリを保っています。さらに顆
粒層では、ヒスタミンなどの化学伝達物質
を保持していて、外部からの刺激を受ける
と、アレルギー反応を起こさせることで、
皮膚の防衛機能を保っています。

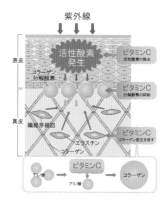

紫外線などの外的ダメージを受けると、活性酸
素が発生して、コラーゲンが分解されることに。
コラーゲンの産生にはビタミンCが必須です。

〈 皮膚に必要な栄養素 〉

皮膚の90%を占めるコラーゲンを老化させないことが重要!

体内の60%の水を抜いた40%の3/4は「タンパク質」。そのタンパク質の1/3は「コラーゲン」でできています。コラーゲンを形成するときに、「ビタミンC」「鉄分」「亜鉛」のほか、アミノ酸のグリシンやプロリン、必須アミノ酸リジンが必要とされます。皮膚だけでいうと90%がコラーゲンでできていて、良質のコラーゲン合成には「動物性タンパク質」の摂取が有効です。肌の老化は紫外線やストレスなどのダメージによる活性酸素の発生やコラーゲンの酸化から起こります。ビタミンA・C・Eや、ビタミンCの作用を強化するビタミンP、酸化したビタミンCを還元するα-リポ酸などを含む食材やサプリを積極的にとりましょう。

鉄分

吸収率のいい「ヘム鉄」を肉や赤身の魚からとって
食べ物に含まれる鉄分には、吸収率の高い「ヘム酸」(肉や赤身魚に豊富)と吸収されにくい「非ヘム酸」(牛乳や卵、野菜に豊富)の2種類があります。非ヘム酸はビタミンCや胃酸とともに吸収されるので、柑橘類や酢、香辛料などによる胃液分泌が効果的。

ビタミンC

コラーゲン生成や肌の老化防止などマルチに働く
鉄の吸収率を高めたり、コラーゲン生成に不可欠。人はストレスを感じると、副腎という場所からストレス対抗ホルモンを出して乗り切ろうとし、このときにビタミンCが必要です。正しいダイエットは、筋肉を落とさずに余分な脂肪を落とすことが大事。その余分な脂肪を燃やすカルニチンを作り出すときにもビタミンCが必要となります。

亜鉛

肉、魚、大豆製品に多く含まれ、代謝を促すなどサポート
亜鉛は線維芽細胞がコラーゲンを生成するときに必要で、タンパク質の合成や各酵素の代謝に関与しています。亜鉛不足だと傷が治りにくくなったりします。

小腸活 のススメ

大腸活をしても改善されなければ、
小腸活を!

元来、小腸の検査はしづらく、下痢などの不調を起こすのは大腸が原因とされてきました。ところが、技術の進歩によりカプセル内視鏡が発達。可視化によってわかることが増えてきて、小腸のトラブルも判明しています。今や、「10人に1人が過敏性腸症候群」といわれており、繰り返す腹痛や下痢、便秘に悩まされています。大腸活をやっても改善しない人は、ぜひ「低FODMAP食」を実践してみてください。3週間もすれば、だんだんお腹の具合が整ってくるでしょう。

SIBO（小腸内細菌増殖症）という疾患

大腸に比べると小腸内は細菌が少ないはずなのに、異常増殖し、大量のガスを発生したり、下痢や便秘、腹部膨満、腹痛、肌荒れなどさまざまな症状が現れます。特に糖分のとりすぎが原因に。例えば、食物繊維は大腸にはとても大切な栄養素なのに、小腸では悪い菌のエサになります。あなたの不調が「大腸派」なのか「小腸派」なのかを見極めるために、P.15の「SIBO度」でチェックしてみましょう。

「低FODMAP食」とは…

4種類の発酵性の糖質を含む食品を控える食事療法のこと。その4種類とは、発酵性の「オリゴ糖」「二糖類」「単糖類」「ポリオール」。最近では、「低FODMAP食」の実践で75～80％の人に、過敏性腸症候群の改善が見られ、安全で効果の高い治療法として推奨されています。P.96～97の食品リストやP.98からのレシピを参考に「低FODMAP食」を3週間程度続けてみて、自分の体質に合う食品を見つけていきましょう。難しいと感じる人は、「高FODMAP食」の中でも合わない人が多い「小麦を使ったパンやパスタ」を控え、「米」に換えることから始めてみてください。

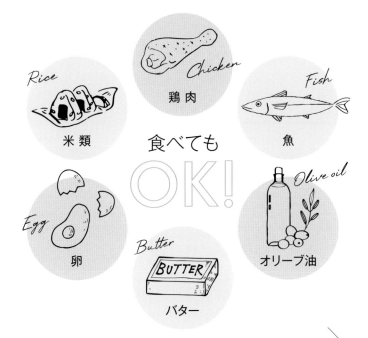

Rice
米類

Chicken
鶏肉

Fish
魚

食べても
OK!

Egg
卵

Butter
BUTTER
バター

Olive oil
オリーブ油

次ページからのチャートやP.96～97の「高＆低FODMAP食」をチェック！

大腸と小腸の役割

	大　腸	小　腸
働き	脳とつながっていて、腸内細菌やセロトニンなどを作り、全身に指令を出す。老廃物として便を排出。免疫力のアップ、ダイエット、美肌、幸福感のアップなど。	食べたものの栄養の吸収や消化。残ったものを大腸に運ぶ。数日で生まれ変わる小腸壁細胞を活発化させると栄養吸収の速度や効率が高まり、血流で全身に巡る。結果、美肌に。
菌	**善玉菌**……乳酸菌やビフィズス菌 **悪玉菌**……大腸菌やウエルシュ菌 **日和見菌**…その時々によって、善玉・悪玉の優勢な方に味方する菌 ▼ 「善玉菌2：悪玉菌1：日和見菌7」のバランスが理想。	あまりいない。大腸の1万分の1以下。乳酸菌（発酵食品）がいいとされる。
有効な栄養素	発酵食品や水溶性食物繊維、オリゴ糖、EPA/DHAなど。	低FODMAP食。米類、鶏肉、魚、卵、バター、オリーブ油など。

大腸派？小腸派？
あなたの「SIBO（小腸内細菌増殖症）」度チェック！

□ ① 少ししか食べてなくてもお腹が張ってしんどい。

□ ② ゲップが増えた。

□ ③ 下痢ぎみまたは便秘ぎみ。
もしくは下痢・便秘を繰り返す。

□ ④ 頻繁にお腹がギュルギュル鳴ったり、
腹痛が起きたりしやすい。

□ ⑤ おならがよく出るようになり、最近においが臭くなった。

□ ⑥ お腹によかれと思って食物繊維が多い食品
（豆、いも、かぼちゃ、ごぼう、キャベツなど）を
食べると逆にお腹の症状が悪化する。

□ ⑦ 牛乳、ヨーグルト、チーズなどの乳製品を
摂取するとお腹の調子が悪くなる。

□ ⑧ パスタなどの麺類、パン、パンケーキ、お好み焼き
など小麦製品を食べるとお腹の調子が悪くなる。

□ ⑨ ほかにも腹痛や下痢などを起こしやすい食品が多数
ある（納豆、きのこ類、りんご、玉ねぎなど）。

□ ⑩ お腹が調子悪くなる前に、
食あたりで急性腸炎になったことがある。

※①～⑤が2つ以上あるなら「SIBO」の可能性があります。
お腹の調子が悪く、⑥～⑩が1つでもあるなら「SIBO」の可能性が高いです。
（お腹の調子が悪くない人は関係ありません）

大腸活レシピ

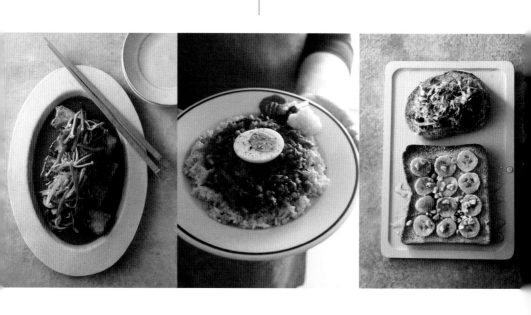

腸活は特に「朝食」が重要。大腸に元気スイッチを入れる
「発酵食品」や「食物繊維」、「オリゴ糖」などを組み込んだレシピを
ご提案。昼食は、昨今リモートワークの方も多いと
思いますので、時間がなくても簡単に作れるレシピを。
夜は、ゆっくりと食事を楽しんでいただけるような、
胃腸に優しく、腸内環境も整えるレシピをご紹介します。

| 01 » 朝ごはん

消化・吸収のいい食物繊維 豊富なメニューで腸活スタート

朝食をとらない人も、冷や汁やスープだけでも食べてほしいもの。腸が元気に活動を始め、脳が活性化されて肌もイキイキしてきます。ご飯は白米よりも、もち麦や雑穀米に、パンはブランパンなどにするとさらに効果的です！

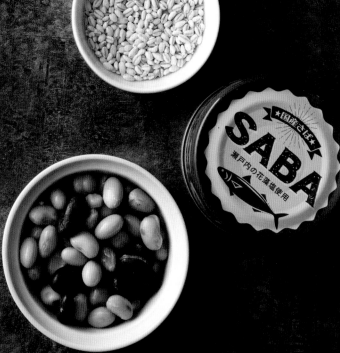

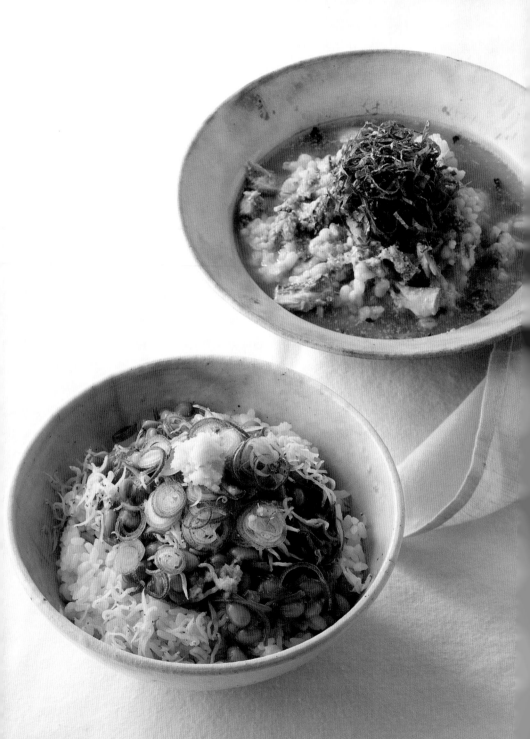

冷や汁風ご飯

発酵食品である味噌と、腸内の炎症を抑える働きのあるEPAやDHAが同時にとれる
理想の一品。さば水煮缶を使えば簡単にできて、暑い日でもさっぱりいただけます。

材料（2人分）

温かいご飯（もち麦ご飯や雑穀ご飯など）
　…茶碗2杯分
さば水煮缶…1缶（190g）

A だし…300㎖
　白すりごま…大さじ2
　味噌…大さじ2
　おろししょうが…適量

青じそ…3枚

作り方

1 ボウルに**A**を入れて混ぜ、粗く崩したさ
　ばを缶汁ごと加えて混ぜる。

2 青じそはせん切りにする。

3 器にご飯を盛り、**1**をかけて青じそを
　のせる。

めかぶ納豆ご飯

低カロリーで食物繊維やミネラルたっぷりのめかぶ。同じくネバネバ系の納豆との
相性も抜群で、朝の栄養補給＆エネルギーチャージにピッタリです。

材料（2人分）

温かいご飯（もち麦ご飯や雑穀ご飯など）
　…茶碗2杯分
めかぶ…2パック
納豆…2パック
添付のたれ…2パック分
みょうが…1本
しらす、おろししょうが…各適量

作り方

1 めかぶ、納豆、添付のたれを混ぜる。

2 器にご飯を盛り、**1**をのせる。しらすを
　散らし、薄切りにしたみょうが、しょう
　がをのせる。

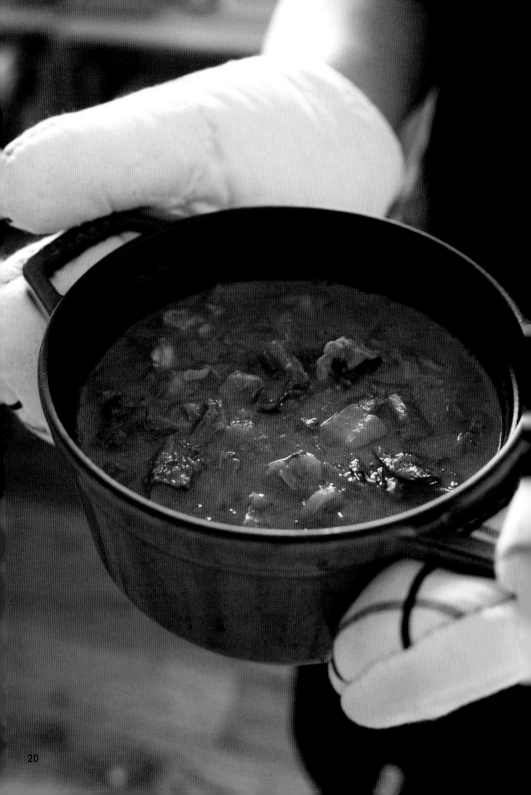

いわし缶のトマトスープ

脂が乗ったいわしはEPAやDHAが豊富に含まれているだけでなく、水缶煮だと
EPAが豊富な内臓や骨をそのまま摂取できます。スープにすることで、より食べやすく。

材料（2人分）

いわし水煮缶…1缶 (150g)
玉ねぎ…1/2個
セロリ…1/2本

A トマトジュース…200mℓ
　　固形コンソメスープの素…1個

B 牛乳 (または、豆乳)…100mℓ
　　味噌…小さじ1
　　粗びき黒こしょう…適量

オリーブ油…小さじ1

作り方

1 玉ねぎは1cm角に切り、セロリは茎は1cm
　幅に切り、葉はざく切りにする。

2 鍋にオリーブ油を中火で熱して、玉ね
　ぎとセロリの茎をしんなりするまで炒め
　る。**A**、いわしを粗く崩しながら缶汁ご
　と加える。セロリの葉のざく切りも加え、
　5〜6分煮る。
　Bを加えて味を調える。

column

常備しておきたいいわし缶
腸の炎症を抑えるDHAやEPAが豊富。手軽に使え、
ストックできるので買い置きしたい。最近はトマト味
やレモン味などいろいろあり飽きないのも魅力。

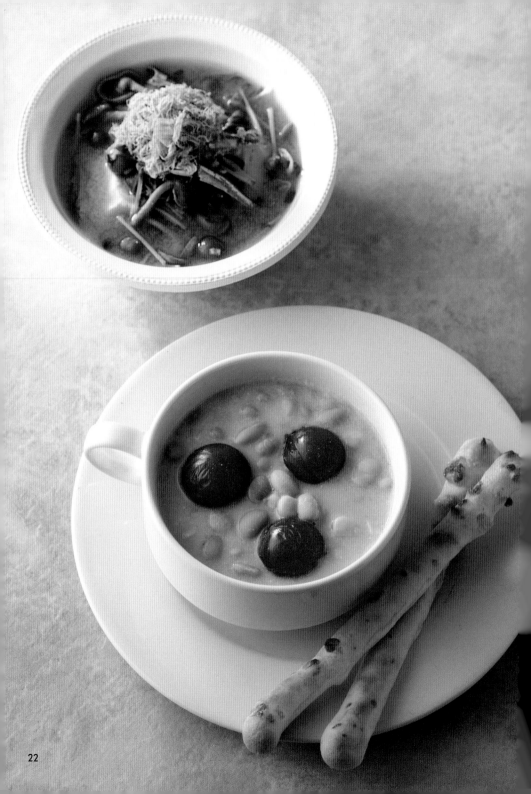

なめこと豆苗の味噌スープ

つるんとした食感が楽しいなめこには、水溶性食物繊維である"ペクチン"が
多く含まれています。豆苗や豆腐を合わせれば、ヘルシーなのに食べごたえのあるスープに。

材料（2人分）

豆苗…1/2袋
木綿豆腐…1/3丁（100g）
なめこ…1袋
水…400㎖
いりこ…10g
味噌…大さじ1〜2
おぼろ昆布…適量

作り方

1 豆苗はざく切りにし、豆腐は食べやすく
切る。

2 鍋に水、いりこを入れて中火で2〜3分
煮立て、なめこを加えて火が通るまで2
〜3分煮る。1も加えてさっと火を通し、
味噌を溶き入れる。

3 器に盛り、おぼろ昆布をのせる。

野菜たっぷりコーンスープ

枝豆やコーンに含まれている食物繊維は不溶性で、腸内で水分を吸収して膨らみ、
腸のぜんどう運動を活発にしてくれます。便秘に悩まされている人にもおすすめです。

材料（2人分）

ミニトマト…6個
冷凍枝豆（さやを除く）…1/2カップ

A 水…100㎖
　クリームコーン缶…1缶（190g）
　顆粒鶏ガラスープの素…小さじ1

豆乳（または、牛乳）…100㎖
塩、こしょう…各適量

作り方

1 鍋にAを入れ、混ぜながら中火で温める。

2 ヘタを取ったミニトマト、枝豆も加えて
3〜4分煮る。豆乳を加えて温め、塩、
こしょうで味を調える。

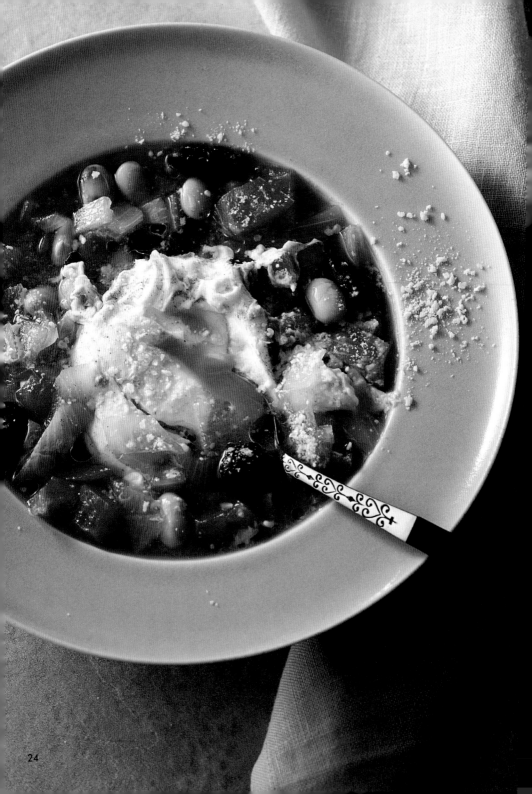

豆とチーズカレーのスープ

水煮と比べると、なんと約2倍もの水溶性食物繊維が含まれているという蒸し豆。
味噌やチーズ、そしてオメガ3脂肪酸が豊富なアマニ油も含まれた最強の腸活スープです。

材料（2人分）

赤パプリカ… 1/2個

玉ねぎ… 1/4個

卵… 2個

A 水… 400mℓ

蒸し豆… 1パック（70g）

固形コンソメスープの素… 1個

カレー粉… 小さじ1

オリーブ油… 小さじ1

味噌… 小さじ2

粉チーズ、アマニ油（または、しそ油）

… 各適量

作り方

1 パプリカ、玉ねぎは1cm角に切る。

2 鍋にオリーブ油を中火で熱して**1**を炒め、しんなりしてきたら**A**を加えて10分ほど煮る。味噌で味を調えて卵を割り入れ、ふたをする。卵が半熟になったら器に盛り、粉チーズをふりかけ、アマニ油をたらす。

column

アマニ油は生のまま使いましょう

健康に不可欠なオメガ3脂肪酸（α‐リノレン酸）を手っ取り早く摂取できるのがアマニ油やえごま油。炎症を抑えたり、代謝を促進したり、血圧を下げたりとさまざまな働きが期待できます。ただ光や熱に弱く酸化しやすいので、加熱には向いていません。

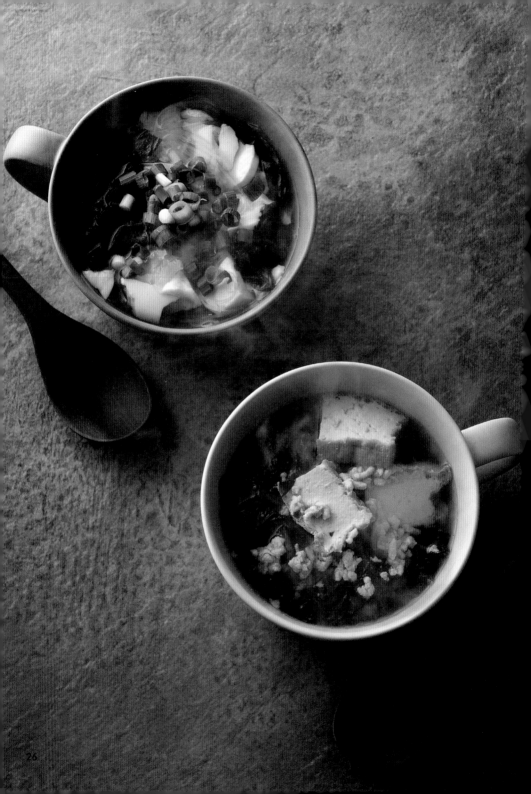

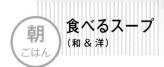

海藻と豆腐のスープ

食物繊維の宝庫であり、腸内の環境を整えてくれる代表選手ともいえる海藻。
オリゴ糖を含む豆腐などの大豆製品も、腸の善玉菌を活性化させてくれます。

材料（2人分）

絹ごし豆腐 … 1/2丁 (150g)

A　水 … 400㎖
　　酒 … 大さじ1
　　顆粒鶏ガラスープの素
　　　… 小さじ1

海藻ミックス … 2g
春雨 … 10g
水溶き片栗粉 (水小さじ2、片栗粉小さじ1)
しょうゆ、青ねぎ … 各適量

作り方

1　鍋にAを入れて中火で熱し、沸騰したら豆腐を崩しながら加える。海藻ミックス、春雨も加えて1～2分煮る。

2　水溶き片栗粉でとろみをつけ、しょうゆで味を調える。器に盛って小口切りにした青ねぎを散らす。

モロヘイヤと厚揚げの味噌スープ

ネバネバ食材のモロヘイヤやオクラ、なめこなどは、水溶性食物繊維を多く含み
便秘解消にも一役買ってくれます。鶏ひき肉でボリュームもアップ。

材料（2人分）

厚揚げ … 1/2枚
モロヘイヤ … 3～4茎
鶏ひき肉 … 100g
だし … 400㎖
おろししょうが … 小さじ1
味噌 … 大さじ1～2

作り方

1　厚揚げは1cm厚さの一口大に切る。モロヘイヤは2cm長さに切る。

2　鍋にだし、厚揚げ、ひき肉、しょうがを入れて中火で熱し、沸騰したら2～3分煮る。モロヘイヤを加えて1分ほど煮たら、味噌を溶き入れる。

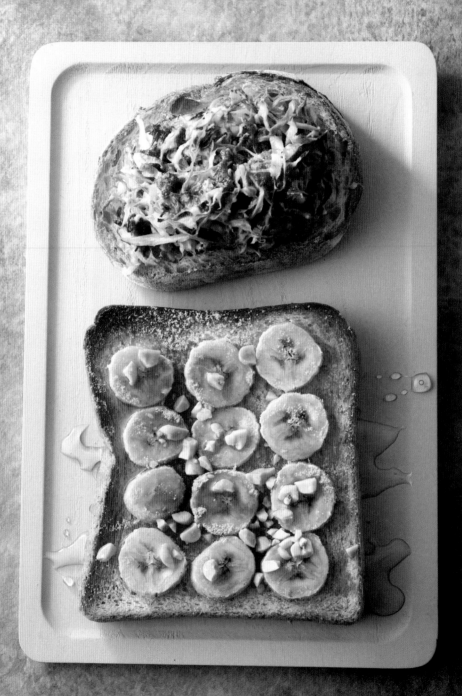

キャベツとコンビーフののっけパン

ヨーロッパでは、腸活スーパーフードとして知られるキャベツ。
コーンビーフと組み合わせれば子供も大好きな味になり、もりもり食べられます!

材料（2人分）

お好みのパン（全粒粉パンなど
　食物繊維が豊富なもの）…2〜4枚
キャベツ…2枚
コンビーフ…1缶(100g)
マヨネーズ…大さじ2
チリソース…適量

作り方

1 キャベツはせん切りにし、コンビーフ
　は食べやすくほぐしてマヨネーズ、チ
　リソースと混ぜる。

2 パンに1をのせ、オーブントースターで
　カリッとするまで焼く。

バナナときな粉ののっけパン

善玉菌を含む発酵食品と違って、善玉菌のエサとなって腸活を助けてくれるのが
オリゴ糖。バナナ、きな粉、はちみつに豊富に含まれています。

材料（2人分）

食パン（全粒粉パンなど食物繊維が豊富なもの）
　…2枚
バナナ…1本
ピーナッツ、きな粉、はちみつ
　…各適量

作り方

1 バナナは5〜6mm厚さの輪切りにし、食
　パンに並べる。粗く砕いたピーナッツを
　散らし、オーブントースターでカリッと
　するまで焼く。

2 器に盛り、きな粉とはちみつをかける。

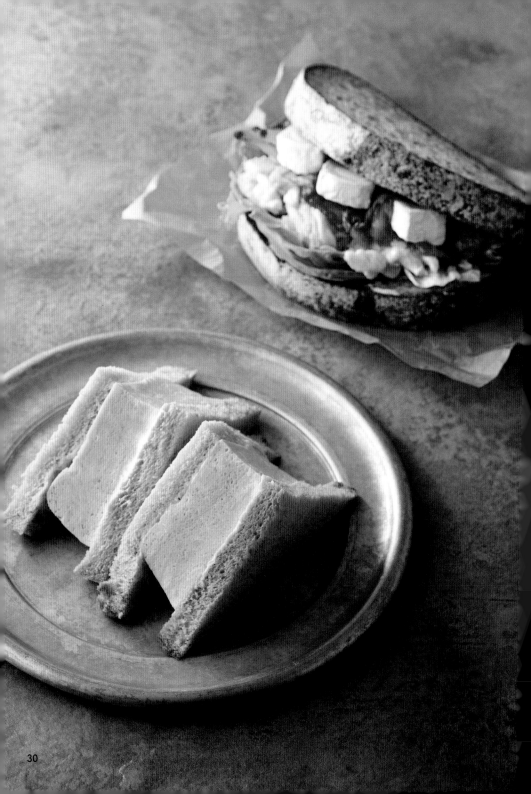

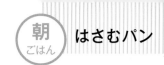

韓国風ホットサンド

腸内環境を整えるのが目的なら、キムチは、塩漬けした白菜を低温で発酵させた
「発酵キムチ」を選ぶこと。チーズを組み合わせるとマイルドな味わいに。

材料（2人分）

お好みのパン（全粒粉パンなど
　　　食物繊維が豊富なもの）…4枚

A 卵…2個
　　牛乳…大さじ1
　　塩、こしょう…各少々

カマンベールチーズ…1/4個（25g）
レタス…2枚
白菜キムチ…100g
マヨネーズ…大さじ2
ごま油…適量

作り方

1　フライパンにごま油適量（分量外）を中
　火で熱し、よく混ぜた**A**を流し入れて
　大きく混ぜ、スクランブルエッグを作る。

2　カマンベールチーズは食べやすい大き
　さに切る。

3　パンを軽くトーストし、2枚にマヨネー
　ズを塗る。レタス、スクランブルエッグ、
　キムチ、カマンベールチーズの順に重ね
　て、もう1枚のパンではさむ。

ふわふわ卵サンド

電子レンジで簡単にできて、喫茶店のサンドイッチのような見た目も楽しい！
マヨネーズの代わりに水切りしたヨーグルトを使えば、立派な腸活サンドに。

材料（2人分）

食パン（8枚切り、ブランパンなど
　　　食物繊維が豊富なもの）…2枚

A 卵…4個
　　マヨネーズ、酒、オリゴ糖、
　　水…各大さじ2
　　白だし（または、しょうゆ）…小さじ1

B ギリシャヨーグルト…大さじ3
　　マスタード…小さじ2

作り方

1　底辺が10×10cmくらいの耐熱容器に**A**
　を入れて混ぜる。ラップをふんわりか
　けるか、ふたを少しずらしてのせ、電
　子レンジ（600W）で1分30秒加熱する。
　いったん取り出して混ぜ、さらに1分
　30秒加熱してそのまま10分ほどおい
　て余熱で火を通す。

2　食パンに**B**を塗り、1をのせてはさんで
　食べやすく切る。

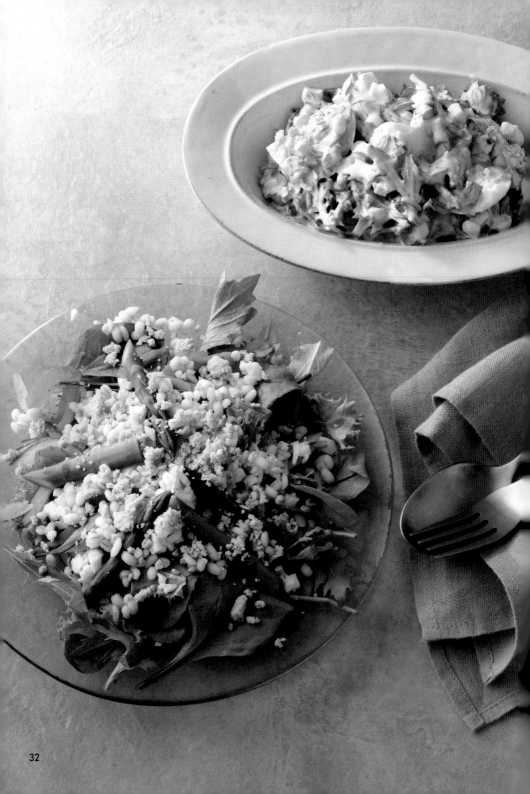

春菊とゆで卵のサラダ

β-カロテンやビタミンCだけでなく、実は不溶性食物繊維も豊富に含まれている春菊。
コーンやヨーグルトを組み合わせればより腸が活性化され、苦みも抑えられます。

材料（2人分）

春菊（柔らかい葉の部分）… 50g
ゆで卵… 2個
ホールコーン缶… 40g

A ギリシャヨーグルト … 1個（110g）
　塩こうじ、レモンの果汁、
　アマニ油… 各小さじ1

作り方

1 春菊は3cm長さに切り、ゆで卵は菜箸でざっくり割る。

2 ボウルにAを入れて混ぜ、1、コーンを加えて和える。

※塩こうじは商品によって塩分量に差があるため、味をみて調整してください。

ミモザサラダ

ミモザの花を思わせる、華やかなサラダ。紫玉ねぎとアスパラには、善玉菌を増やして
腸内環境を整えてくれるオリゴ糖が豊富。もち麦を入れれば主食級の一皿に！

材料（2人分）

紫玉ねぎ… 1/4個
グリーンアスパラガス … 4本
ベビーリーフ… 1袋
ゆで卵… 2個
もち麦（ゆでたもの）… 大さじ4
お好みのドレッシング… 適量

作り方

1 紫玉ねぎは薄切りにする。アスパラガスは、かたい部分はピーラーで皮をむき、さっとゆでて食べやすく切る。

2 ゆで卵は黄身と白身に分け、それぞれフォークの背などで細かく崩す。

3 器にベビーリーフと1を盛り、もち麦と2を散らし、ドレッシングをかける。

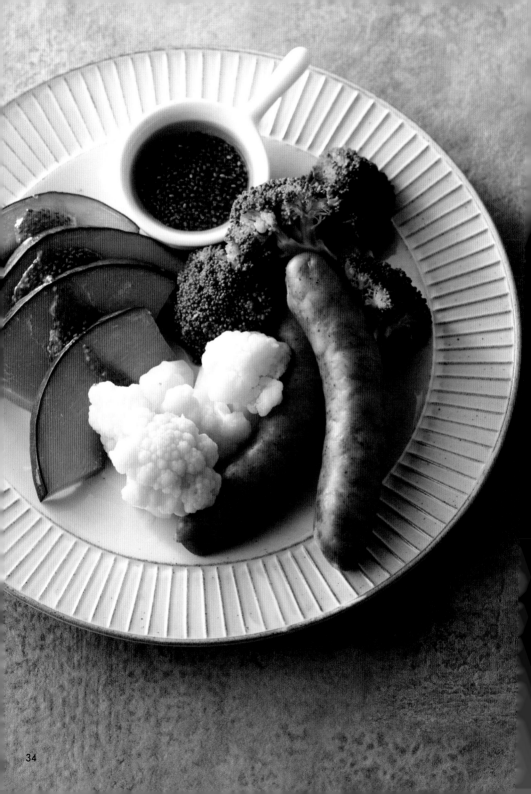

レンチン温野菜サラダ

フライパンも鍋も使わないお手軽&栄養たっぷりの温サラダ。スーパーフードの
代表格ともいえるチアシードは、なんとその約3割が食物繊維です。ダイエットにも最適。

材料（2人分）

ソーセージ…2本
かぼちゃ…100g
ブロッコリー、カリフラワー
　　…各4房
チアシード…大さじ1
水…大さじ4

A　アマニ油（または、しそ油）
　　…大さじ1
　　ポン酢しょうゆ…大さじ2
　　柚子こしょう（あれば）
　　…小さじ1/2

作り方

1　チアシードを水と混ぜ、30分ほどおく。
　　チアシードが水を吸ったら、Aと混ぜて
　　ドレッシングを作る。

2　かぼちゃは5mm厚さのくし形に切る。

3　耐熱皿にペーパータオルを敷き、2、ソー
　　セージ、ブロッコリー、カリフラワー
　　を平らにのせる。ラップをふんわりか
　　けて電子レンジ（600W）で4分加熱する。
　　野菜がかたい場合は、さらに30秒ずつ
　　追加で加熱する。器に盛り、1をかける。

※チアシードドレッシングを作るのに、やや時間がか
　かるので事前に作っておくとよいでしょう。多めに
　作っても、冷蔵庫で1週間くらい日もちします。

column

積極的に摂りたいチアシード

チアシードに含まれている水溶性食物繊維は、こんに
ゃくと同じグルコマンナン。水分を加えると10倍くら
いに膨らみ、プチプチとした食感で腹もちも抜群！

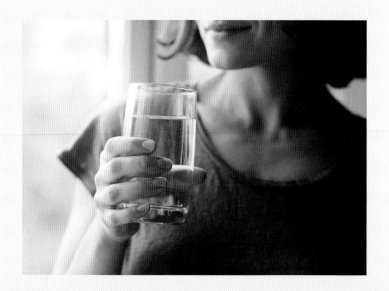

コップ1杯の水を飲んで
腸を目覚めさせよう

朝、起きてすぐの習慣にしてほしいのが、コップ1杯の水を飲むこと。腸がまだ活動していない朝に水を飲むと、腸が目覚めるからです。これは、胃に水の重さが加わることで、胃袋がその下にある大腸の上部を刺激して、腸のぜんどう運動を活発にするからで、便が移動してお通じがスムーズになります。ポイントは"一気飲み"すること。一気に飲めるものであれば、温度や種類は問いません。また、昼も夜も食前に1杯の水を飲んでおくことも習慣にしましょう。

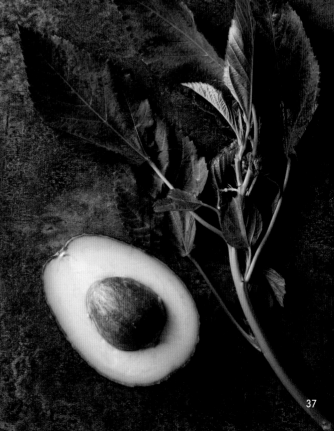

栄養満点&ヘルシー！
満足度の高い一皿

リモートワークが増えて、自宅で昼食を
作る人も多いかもしれません。そこで、
食物繊維やタンパク質が豊富で、一品で
腸活効果の高いものをご提案。腹もちも
いいので、午後も頑張れるはず！

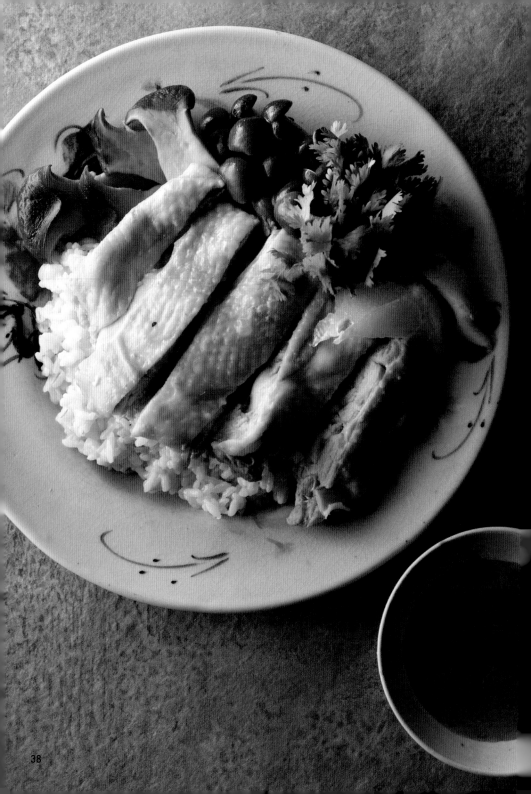

炊飯器で作るカオマンガイ
(タイ風鶏のっけご飯)

おうちで簡単にできるエスニックごはん。腸活の鍵を握るのは、食物繊維たっぷりで、免疫力アップにも効果のあるきのこ。栄養価が高いのに、カロリー低めなのもうれしい。

材料(3〜4人分)

米(もち麦や雑穀を加えたもの)…1.5合
鶏もも肉…小2枚

A 酒…小さじ2
 塩、こしょう…各少々

エリンギ…3本
しめじ…1パック
にんにく…1片
パクチー、レモン、スイートチリソース…各適量

作り方

1 鶏肉はAをふる。エリンギは食べやすく切り、しめじは石づきを切り落としてほぐす。にんにくは薄切りにする。

2 米は研いで炊飯器の内釜に入れ、目盛りまで水を注ぐ。1をのせ、普通に炊く。

3 鶏肉は取り出して食べやすく切る。器にご飯、鶏肉、きのこを盛り合わせ、ざく切りにしたパクチー、くし形に切ったレモン、スイートチリを添える。

※スイートチリソースの代わりに、ナンプラー大さじ1、ごま油、はちみつ(または、オリゴ糖)、白すりごま、酢各小さじ1を混ぜたたれを添えても。

column

きのこは腸活と免疫力アップの要

きのこは食物繊維が豊富なだけでなく、免疫力の維持や向上に必要なビタミンDなども豊富。いろいろな種類を日常的に食べましょう。

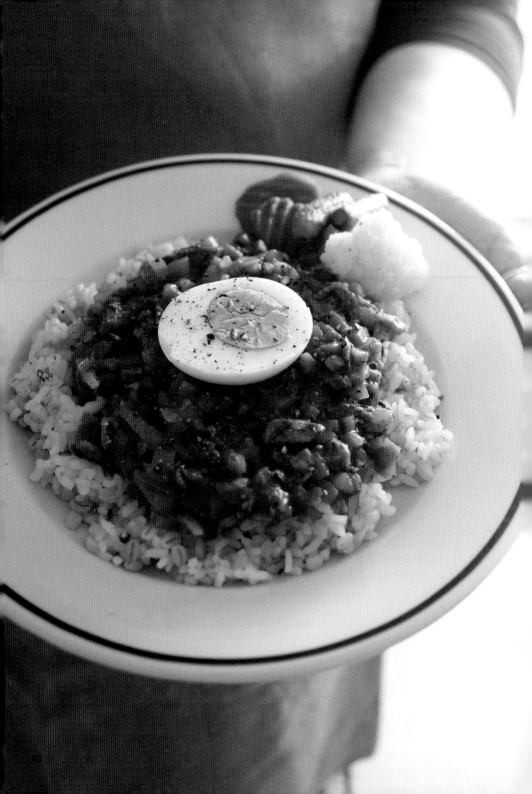

いわし缶のレンチンキーマカレー

お肉の代わりに、EPAやDHAを豊富に含むいわし水煮缶を使ったキーマカレー。
野菜たっぷりで歯ごたえも楽しめ、成長期の子供のごはんにも最適です。

材料（2人分）

温かいご飯 (もち麦ご飯や雑穀ご飯など)
　…茶碗2杯分
いわし水煮缶…1缶 (150g)
玉ねぎ…1/2個
にんじん…1/3本
ピーマン…1個

A 水…50mℓ
　｜ カレールウ (粗く砕く)…2皿分
　｜ 中濃ソース…大さじ1

ゆで卵…1個
粗びき黒こしょう、ピクルス
　(市販品、お好みで)…各適量

作り方

1 玉ねぎ、にんじん、ピーマンは粗みじん切りにする。

2 耐熱ボウルにいわしを缶汁ごと入れ、粗く崩す。1、Aを加えて混ぜ、ラップをふんわりかけて電子レンジ（600W）で6〜7分加熱してよく混ぜる。水分が多い場合は、さらに1分ほど加熱する。

3 器にご飯と2を盛り、半分に切ったゆで卵をのせる。粗びきこしょうをふり、ピクルスを添える。

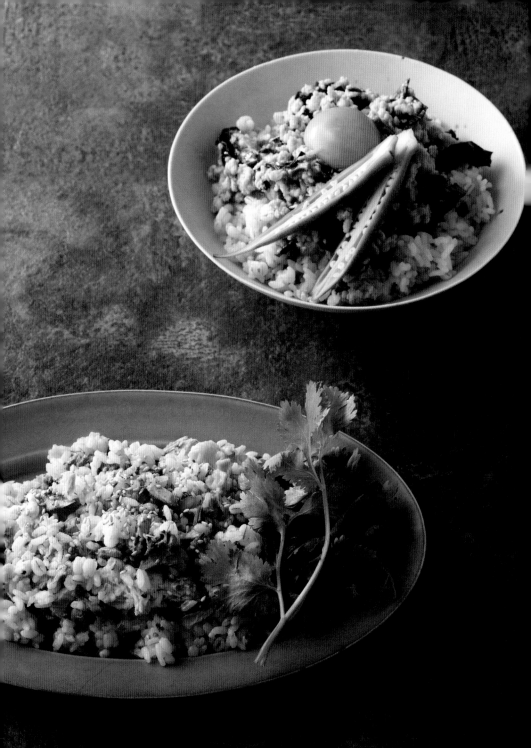

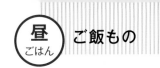
モロヘイヤ入りそぼろ丼

水溶性食物繊維が豊富で、クレオパトラも好んで食べていたといわれているモロヘイヤ。
同じネバネバ仲間のオクラを加えればさらにパワーアップ。甘辛味が食欲をそそります。

材料 (2人分)

温かいご飯 (もち麦ご飯や雑穀ご飯など)
　　…茶碗2杯分
鶏ひき肉…200g
モロヘイヤ…1/2袋
オクラ…2本
卵黄…2個分
にんにく…1片

A 味噌、酒、みりん…各大さじ1と1/2
　コチュジャン…小さじ2
　おろししょうが…小さじ1

ごま油…大さじ1

作り方

1　モロヘイヤは1cm長さに切り、にんにく
　は粗みじん切りにする。オクラはさっ
　とゆでて縦半分に切る。

2　フライパンにごま油を中火で熱し、ひき
　肉、にんにくを炒める。モロヘイヤを
　加えてさっと炒め合わせ、Aを加えて
　炒め合わせる。

3　器にご飯を盛り、2とオクラをのせて真
　ん中に卵黄を落とす。

さば卵混ぜご飯

熱々のご飯にさば缶 (味噌煮缶でもおいしい)、炒り卵をさっくり混ぜるだけ。ごま油に
含まれるビタミンEには抗酸化効果もあり、血液中の悪玉コレステロールを減らす効果も。

材料 (2人分)

温かいご飯 (もち麦ご飯や雑穀ご飯など)
　　…茶碗2杯分
さばしょうゆ煮缶…1缶 (190g)

A 卵…2個
　みりん…大さじ1
　塩、こしょう…各少々

ごま油、白炒りごま…各大さじ1
パクチー (お好みで)…適量

作り方

1　フライパンにごま油を中火で熱し、よく
　混ぜたAを流し入れて大きく混ぜ、半
　熟になったら取り出す。

2　さばは缶の汁気をきって、細かく崩す。

3　ボウルにご飯、1、2を入れてさっくり
　混ぜ、器に盛って白ごまをふり、お好
　みでパクチーを添える。

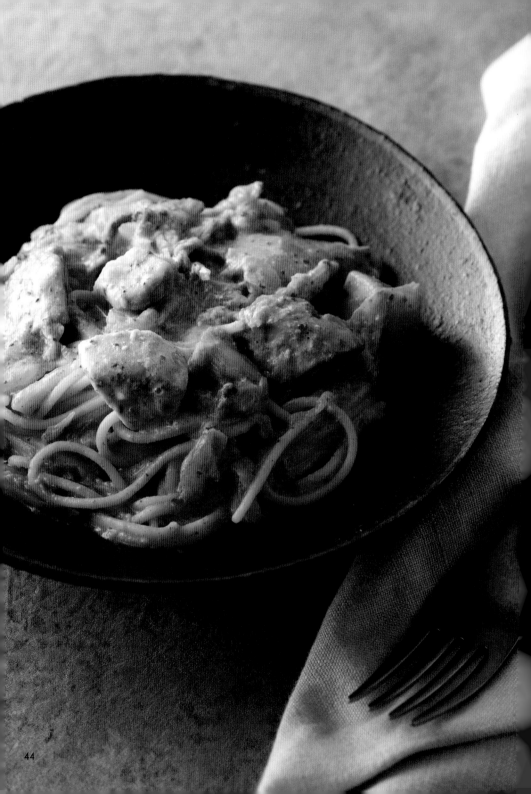

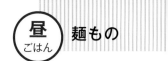

アボカドとキムチのパスタ

食物繊維や不飽和脂肪酸が豊富なアボカドは、世界一栄養価が高いといわれている果実。
発酵食品のキムチや味噌でさらに腸活効果が高まり、豆乳でマイルドな味わいに。

材料（2人分）

スパゲッティ（全粒粉）…160g
アボカド…1個

A 豆乳…200㎖
　白菜キムチ…120g
　キムチの汁…大さじ1

にんにく…1片
オリーブ油…大さじ1
味噌…小さじ2

作り方

1 アボカドは種を取り、一口大に切る。にんにくは薄切りにする。

2 スパゲッティは表示の時間通りにゆでる。

3 フライパンにオリーブ油とにんにくを入れて弱火で熱し、香りが立ったら**A**、アボカドを加えて温める。味噌で味を調え、**2**を加えて和える。

column

キムチは発酵しているものを選んで

発酵キムチは、塩漬けした白菜に薬味を加えて低温で発酵させたものですが、市販されているキムチの中には、キムチ味の調味料で白菜を浅漬けしたものも。韓国産の熟成発酵キムチには「キムチくんマーク」がついているほか、国産のものでも「熟成発酵」「乳酸発酵」などと書かれているものは発酵キムチです。

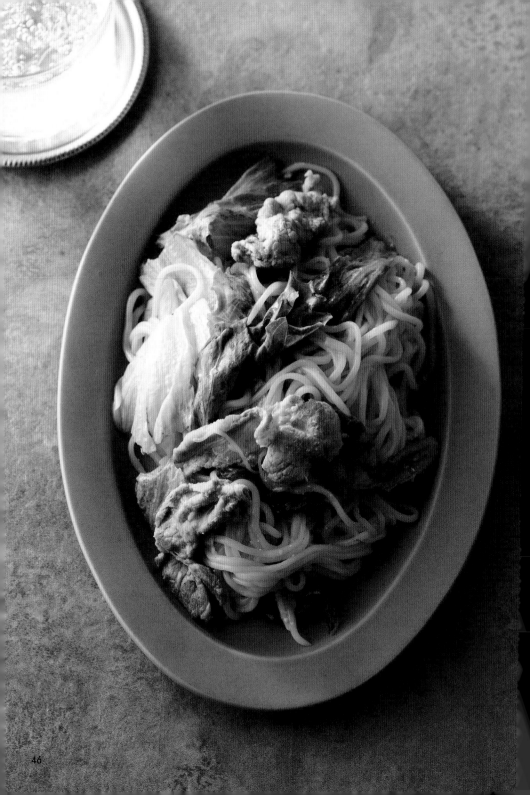

レタスと豚肉の塩焼きそば風

麺をこんにゃく麺にすれば、食物繊維と同時にカルシウムもとれて、糖質はほぼゼロ。
発酵調味料の塩こうじは料理をおいしくしてくれる効果もあるのでぜひ積極的に取り入れて。

材料（2人分）

豚こま切れ肉…150g
レタス…1/2個
こんにゃく麺…2食分

A　酒、塩こうじ…各大さじ2
　　おろしにんにく、
　　おろししょうが…各大さじ1
　　豆板醤…小さじ1/4

ごま油…大さじ2
酒…少々

作り方

1　レタスは食べやすくちぎる。豚肉は食べやすく切り、酒をふる。

2　こんにゃく麺は水洗いし、長い場合は食べやすく切って水気をしっかりきる。

3　フライパンにごま油を中火で熱し、豚肉を炒める。こんにゃく麺を加えて炒め合わせる。レタス、Aを加え、さっと炒め合わせる。

※塩こうじは商品によって塩分量に差があるため、味をみて調整してください。

column

ダイエットならこんにゃく麺
こんにゃく麺は低糖質、低カロリー、低脂質と3拍子揃った健康食材。おから麺を使ってもOK。ゆでずに食べられるのも便利です。

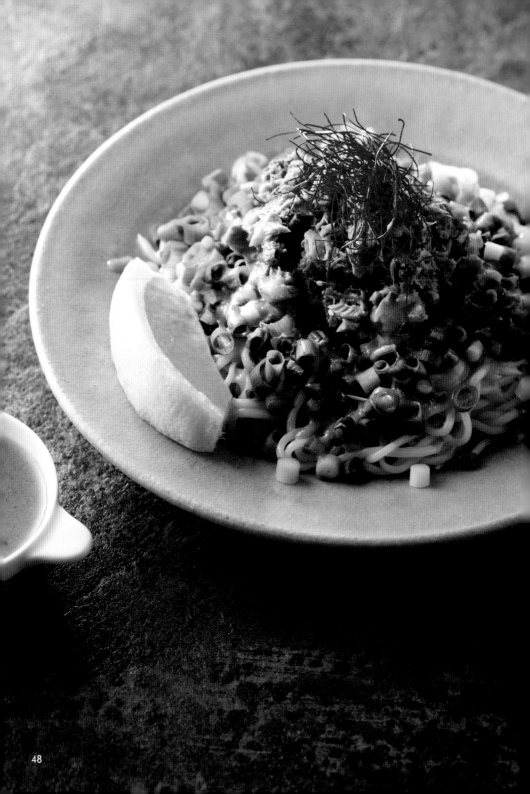

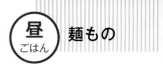

さばと青ねぎの和え麺

さば味噌煮缶はそのままでもおいしいけれど、ごま油やしょうが、にんにくなどを加えると
グッと洗練された大人の味わいに。こんにゃく麺ならヘルシーなのに満足感大。

材料（2人分）

さば味噌煮缶…1缶 (190g)
こんにゃく麺…2食分
青ねぎ…1/2束

A さば味噌煮缶の汁…全量
　練り白ごま…大さじ2
　酒、オリゴ糖 (または、はちみつ)
　　…各大さじ1
　しょうゆ…小さじ1
　おろししょうが、
　おろしにんにく…各小さじ1/2
　ラー油…適量

ごま油…大さじ1
糸唐辛子、レモン…各適量

作り方

1　こんにゃく麺は水洗いし、長い場合は食べやすく切って水気をしっかりきる。電子レンジ（600W）で2分加熱し、ごま油を混ぜる。

2　さば缶は身を取り出して細かく崩す。青ねぎは小口切りにする。

3　器に1を盛って2をのせ、よく混ぜたAをかける。糸唐辛子をのせ、くし形に切ったレモンを添える。

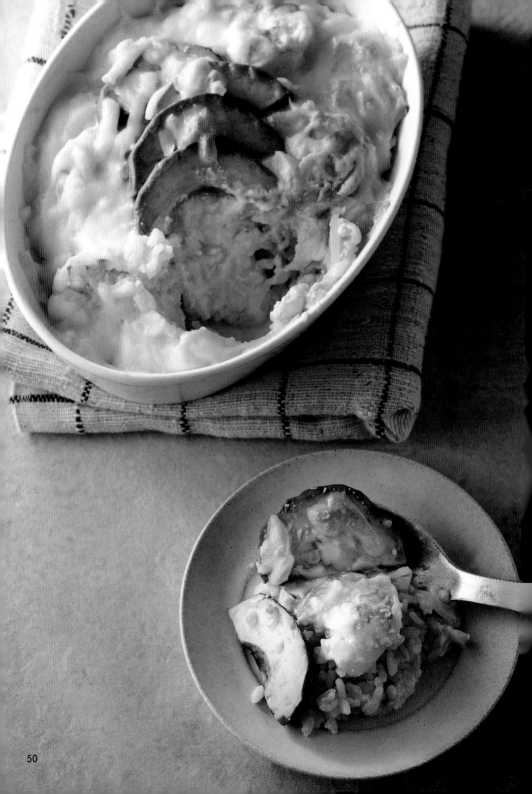

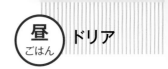

アボカドと豆腐のドリア

玉ねぎには、腸内の善玉菌のエサとなる食物繊維とオリゴ糖がともに豊富。
えび入りの豪華なドリアですが、アボカド、豆腐、おからパウダーなど腸活食材がぎっしり。

材料（2人分）

むきえび (または、シーフードミックス)
　　…150g
アボカド…1個
玉ねぎ…1/4個

A 絹ごし豆腐…1丁 (300g)
　豆乳 (または、牛乳)…大さじ4
　マヨネーズ…大さじ4
　おからパウダー…大さじ2
　塩こうじ…大さじ1

温かいご飯 (もち麦や雑穀ご飯など)
　　…茶碗2杯分
ピザ用チーズ…80g
バター…15g
塩、こしょう…各少々

作り方

1 アボカドは5〜6mm厚さのくし形切りにする。玉ねぎは薄切りにする。

2 フライパンにバターを中火で熱し、えびと玉ねぎを炒めて塩、こしょうをふる。

3 ボウルに**A**を入れてなめらかになるまで混ぜ、**2**を加えて混ぜる。

4 耐熱の器にご飯を入れて**3**をかけ、アボカドをのせる。ピザ用チーズを散らし、オーブントースターで10〜15分焼く。

※塩こうじは商品によって塩分量に差があるため、味をみて調整してください。

column

食物繊維豊富なおからパウダー

大豆から豆腐を作る工程でできる副産物がおから。その約40%が食物繊維です。パウダーなら混ぜるだけと手軽だし、料理の味を変えないところも魅力です。

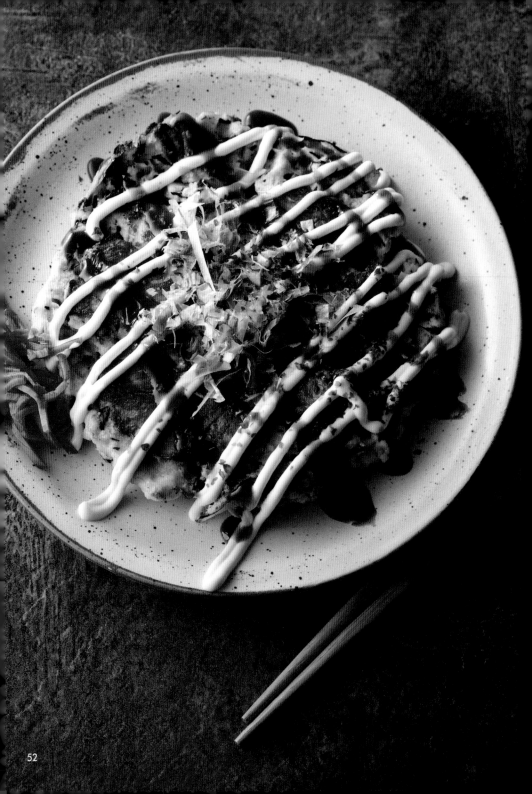

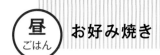

ひじきとおからのお好み焼き

小麦粉を減らしておからに置き換えるだけで、味やボリューム感はほぼそのままに
腸活とダイエットをサポート。ひじきを加えれば、さらにヘルシーなお好み焼きに。

材料（2人分）

豚バラ薄切り肉…100g
乾燥ひじき…5g
キャベツ…2〜3枚

A 生おから…100g
　　小麦粉…60g
　　卵…2個
　　だし…200mℓ

サラダ油、ソース（お好みのもの）、
マヨネーズ、青のり、削り節、
紅しょうが…各適量

作り方

1 ひじきはたっぷりの水に30分ほど浸け
　てもどし、水気をきる。キャベツはせん切
　りにする。豚肉は5〜6cm幅に切る。

2 ボウルに**A**を入れて混ぜ、ひじき、キャ
　ベツを加えてさっくりと混ぜる。

3 フライパンにサラダ油を中火で熱し、豚
　肉を半量並べ入れる。**2**を半量流し入れ
　てふたをし、弱火で6〜7分焼く。ひっ
　くり返して、さらに5〜6分焼く。

4 器に盛り、ソースやマヨネーズをかけ、
　青のりと削り節をふって紅しょうがを添
　える。同様にしてもう1枚焼く。

column

女性の味方、ひじき

食物繊維のみならずカロテン、鉄、カルシウムも含み、
女性の大敵・貧血ケアにもおすすめです。

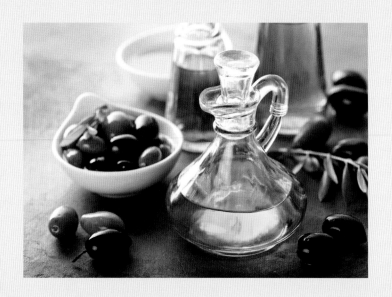

大さじ2杯のオリーブ油で
お通じ快調に！

便秘解消には、"大さじ2杯のオリーブ油"が効果的。オリーブ油の主成分「オレイン酸」は、胃や小腸で吸収されずに大腸まで届く性質があり、大腸に届くと、潤滑油となって便を柔らかくし、オイルでコーティングしてお通じをスムーズにします。特におすすめのタイミングは朝食前。でも、昼食前や夕食前でも空腹時であれば効果的に大腸に届きます。スプーン2杯分のオイルを飲むのが難しい人は、サラダやヨーグルト、パンなどにかけて取り入れてみてください。

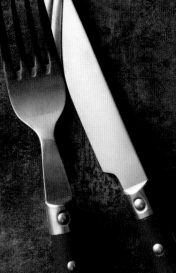

CHAPTER |03 ≫ 夜ごはん

ヘルシーな食材で作る
ボリュームのある一皿

夕食は家族との団欒や、一日の疲れを癒す大切な時間。おからパウダーや豆腐などを活用してヘルシーかつ、ボリュームあるメインディッシュや、お酒の肴となる副菜などをラインアップ。

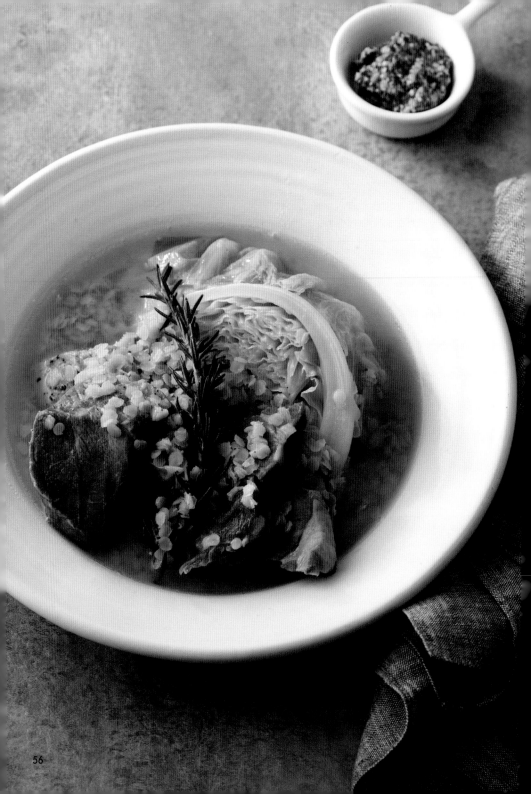

塩豚とキャベツの白ワイン煮

タンパク質、ミネラル、ビタミンをバランスよく含んでいる豆類ですが、中でも
食物繊維が特に豊富なのがレンズ豆。味にクセがなく、肉料理によく合います。

材料（2人分）

豚肩ロースかたまり肉 … 400g

キャベツ … 1/4個

レンズ豆 (皮なし) … 50g

A　水 … 400mℓ
　　白ワイン … 100mℓ
　　ローズマリー (あれば) … 1枝
　　にんにく (包丁の腹で押しつぶす)
　　　… 2片分

オリーブ油、塩、こしょう、
粒マスタード … 各適量

作り方

1　豚肉の水気を拭き、塩大さじ1をまんべんなくすりこむ。ペーパータオルで包み、ポリ袋などに入れて冷蔵庫で2〜3日味をなじませる。

2　キャベツは2等分してくし形に切る。豚肉は1.5〜2cm厚さに切る。レンズ豆はさっと洗って水気をきる。

3　鍋にオリーブ油を中火で熱して豚肉の表面を焼き、ペーパータオルで余分な油脂を拭き取る。Aを加えて煮立て、弱火で20〜30分煮る。キャベツを加えて10分ほど煮たら、レンズ豆を加えてさらに10分ほど煮る。塩、こしょうで味を調えて器に盛り、粒マスタードを添える。

※豚肉をペーパータオルで包むのは、水気を吸収させるため。途中で1、2回ペーパータオルを交換してください。

column

レンズ豆の使い方

皮なしタイプはすぐに煮えて、ほろほろっとした食感が持ち味。皮つきタイプは煮崩れしにくいですが、もう少し長く煮るとよいでしょう。

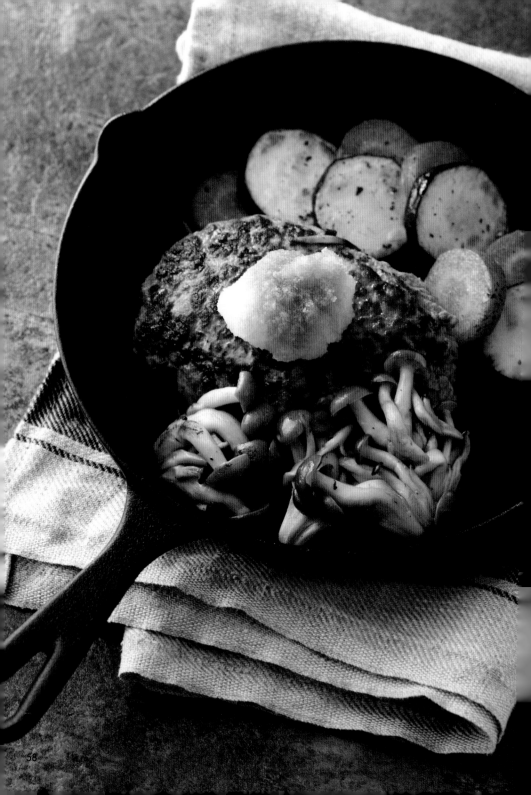

おからハンバーグ きのこおろしソース

普通のハンバーグとどこが違うの？ というくらい、気づかれずに腸活できる一品。
食物繊維が豊富なきのこたっぷりの和風ソースで、さっぱりといただきます。

材料（2人分）

A 合いびき肉…300g

　玉ねぎのみじん切り…1/4個分

　おからパウダー…小さじ2

　溶き卵…1/2個分

　豆乳（または、牛乳）…大さじ2

　塩、粗びき黒こしょう、

　ナツメグ（あれば）…各少々

にんじん、ズッキーニ…各1/2本
しめじ…1パック

B めんつゆ（3倍濃縮タイプ）、

　ポン酢しょうゆ、酒

　　…各大さじ2

オリーブ油、塩、粗びき黒こしょう、
大根おろし…各適量

作り方

1 ボウルに**A**を入れて粘りが出るまでよく
混ぜる。2等分して楕円に形を整える。

2 にんじん、ズッキーニは7〜8mm厚さの
輪切りにする。フライパンにオリーブ油
を中火で熱して両面を焼き、塩、粗びき
こしょうをふって取り出す。

3 フライパンにオリーブ油を足して弱火で
熱し、**1**を並べ入れる。ふたをして6〜
7分焼いたらひっくり返し、1〜2分焼
いたら水大さじ3をふって、5〜6分蒸
し焼きにする。途中で石づきを取って小
房に分けたしめじを加えて焼く。

4 **B**を加えてさっとからめ、大根おろしを
のせて**2**を添える。

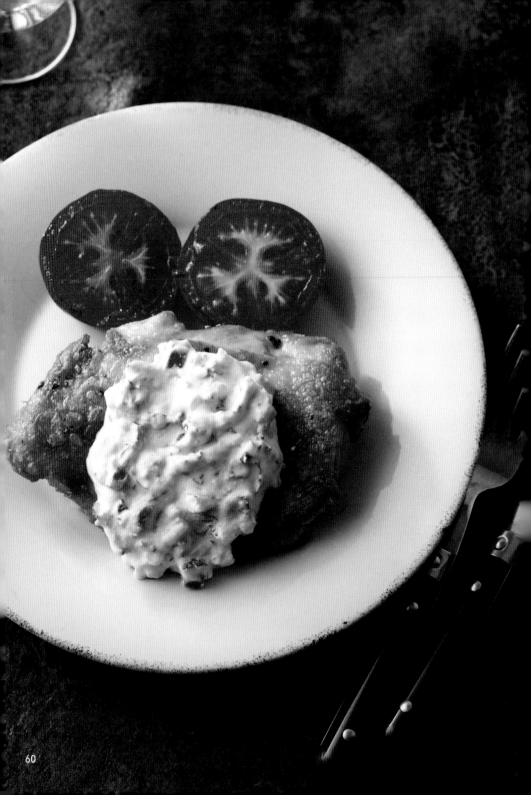

チキンソテー ヨーグルトソース

パリッと焼けたジューシーなチキンソテーを、ヨーグルトのソースで美腸メニューに。
生薬としても用いられるらっきょうには"フラクタン"という水溶性食物繊維が豊富です。

材料（2人分）

鶏もも肉…小2枚
らっきょうの甘酢漬け（市販品）
　　　…3〜4粒
トマト…1個

A　プレーンヨーグルト …大さじ5
　　おからパウダー…小さじ1〜2
　　らっきょう漬けの汁…小さじ2
　　塩、こしょう、
　　パセリのみじん切り…各少々

塩、粗びき黒こしょう…各少々
オリーブ油…小さじ1

作り方

1　鶏肉に塩、粗びきこしょうをふる。

2　らっきょうは粗みじんに切る。トマトは2cm厚さの輪切りに4枚切り、残りは粗みじんに切る。らっきょう、粗みじんトマト、Aを混ぜてソースを作る。

3　フライパンにオリーブ油を弱めの中火で熱し、鶏肉を皮側から入れる。6〜7分焼いて皮がカリッと焼けたらひっくり返して4〜5分焼く。途中で、フライパンの空いたところに輪切りトマトを入れてさっと焼く。

4　器に鶏肉とトマトを盛り、鶏肉に2のソースをかける。

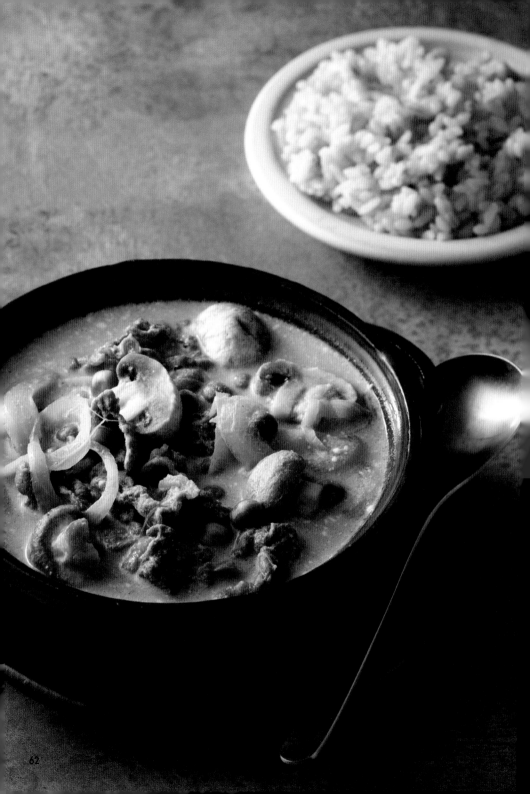

牛肉とグリーンピースのサワークリーム煮

栄養価の高いグリーンピースの入ったスープはワインのお供にもぴったり。
乳酸菌豊富なサワークリームが爽やかな酸味を与えていて、食欲をそそります。

材料（2人分）

牛薄切り肉…200g

玉ねぎ…1/2個

マッシュルーム…8個

水…400mℓ

A おからパウダー（微粒）…大さじ2
　顆粒コンソメの素…小さじ1/2

冷凍グリーンピース…100g

サワークリーム…100mℓ

塩こうじ…大さじ2

オリーブ油…大さじ1

塩、こしょう、ターメリックライス
　（お好みで）…各適量

作り方

1 牛肉は一口大に切り塩、こしょうをふる。玉ねぎは薄切りにし、マッシュルームは縦半分に切る。

2 鍋にオリーブ油を弱火で熱し、牛肉と玉ねぎを炒める。水を加えて煮立て、アクをすくう。Aを加えて弱火で5～6分煮たら、グリーンピースとマッシュルームを加え、マッシュルームに火が通るまで煮る。

3 サワークリームと塩こうじを加えて味を調える。器に盛り、ターメリックライスを添える。

※ターメリックライスは、もち麦ご飯や雑穀ご飯を炊く際に、1合あたりターメリック小さじ1/2、バター10gを加えて炊いたものです。

※塩こうじは商品によって塩分量に差があるため、味をみて調整してください。

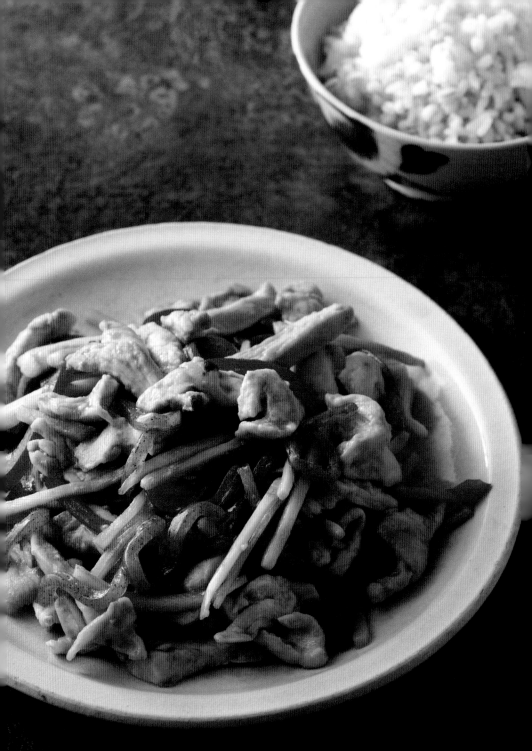

つきこんにゃく入りチンジャオロース

糸こんにゃくよりも太く、弾力のあるぷりっとした食感が楽しめるつきこんにゃく。
鶏肉を豚肉に替えたり、つきこんにゃくの代わりにえのきを使ったりとアレンジも自由自在。

材料（2人分）

鶏むね肉…1枚
赤パプリカ…1/2個
つきこんにゃく…100g
たけのこの水煮（細切りタイプ）
　…1袋（100g）

A　オイスターソース…大さじ2
　｜トマトケチャップ、しょうゆ
　　…各小さじ1

酒、ごま油、実山椒（お好みで）
　…各大さじ1
片栗粉…小さじ1

作り方

1　パプリカは細く切る。つきこんにゃくとたけのこはさっと洗って水気をきり、長い場合は食べやすく切る。

2　鶏肉は厚みのあるところは切り開き、1cm幅に切って酒をからめ、片栗粉をまぶす。

3　フライパンにごま油と実山椒を入れて中火で熱し、鶏肉を炒める。1を加えてさらに炒め、Aを加えてさっと炒め合わせる。

column

たけのこは水煮が便利
食物繊維のほか、むくみを解消するカリウムも豊富。
水煮なら下ごしらえが必要なく、季節を問わず一年中食べられるのも魅力です。

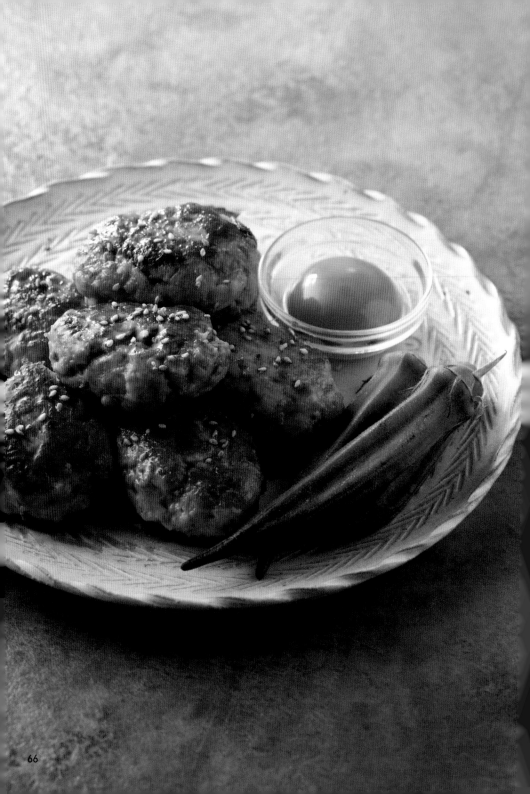

えのき入りつくね

おぼろ昆布には水溶性食物繊維であるアルギン酸とフコイダンが豊富。また、えのきには
不溶性食物繊維が含まれているので、相乗効果によって高い整腸効果が期待できます。

材料（2人分）

えのきたけ…1/2袋（100g）
おぼろ昆布…5g
オクラ…4本

A 鶏ひき肉…250g
片栗粉…大さじ1
おろししょうが…大さじ1
塩、こしょう…各少々
卵白…1個分

B しょうゆ、みりん、酒
…各大さじ1
オリゴ糖…小さじ1

サラダ油、白炒りごま…各適量
卵黄…1個分

作り方

1 えのきたけは細かく刻み、おぼろ昆布は
はさみで細かく切る。

2 オクラは色よくゆでる。

3 ボウルに**A**を入れてよく混ぜ、粘りが出
たら**1**を加えてさらに混ぜる。6〜8等
分して小判形に丸める。

4 フライパンにサラダ油を中火で熱し、**3**を
並べ入れる。弱火で片面4〜5分ずつ焼
き、余分な油脂を拭き取る。**B**を入れて
照りよく煮からめ、器に盛る。ごまをふっ
てオクラと卵黄を添える。

column

肉料理に大活躍するおぼろ昆布
汁物にのせるだけでなく、ひき肉料理のつなぎにもおす
すめ。旨みも増し、食物繊維もとれます。

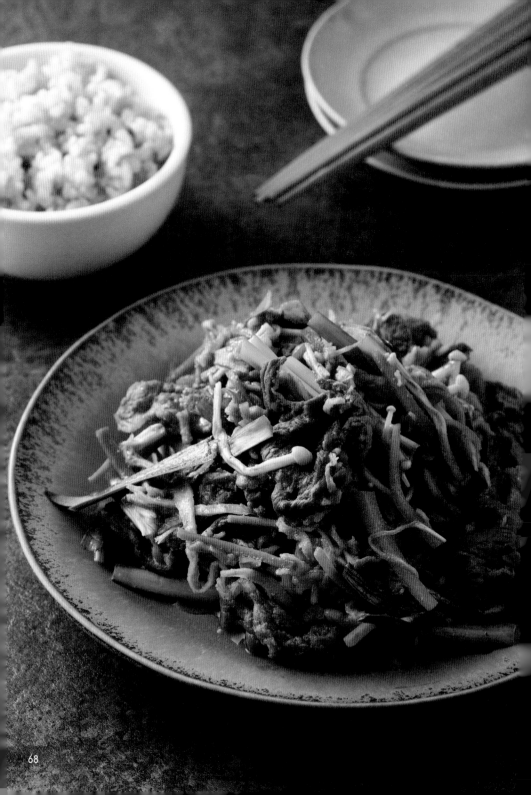

切り干し大根ときのこ入りプルコギ

水溶性食物繊維と不溶性食物繊維が両方バランスよく含まれている切り干し大根。
噛みごたえがあり、糖の吸収をゆるやかにしてくれるのでダイエットの強い味方です。

材料（2人分）

牛こま切れ肉…150g
切り干し大根…20g
にんじん…1/3本
にら…1/5束
えのきたけ…1/2袋（100g）
サラダ油…適量

A 酒、しょうゆ…各大さじ1と1/2
　コチュジャン、オリゴ糖、ごま油
　　…各大さじ1
　おろしにんにく、白すりごま
　　…各小さじ2

作り方

1 切り干し大根はたっぷりの水に30分ほど浸してもどし、軽く水気を絞る。にんじんは細切りにし、にらは4cm程度に切る。えのきたけは根元を切り落とし、長さを半分に切ってほぐす。

2 ボウルにAを入れて混ぜ、牛肉、切り干し大根、にんじんを加えてさらに混ぜ、15分ほどおく。

3 フライパンにサラダ油を中火で熱し、2を漬け汁ごと入れる。牛肉の色が変わるまで炒めたら、にら、えのきたけを加えてさっと炒め合わせる。

column

にらに含まれるカロテン

ビタミン類をバランスよく含むにら。中でも豊富に含まれるカロテンには、皮膚や粘膜を丈夫にする働きがあるといわれています。

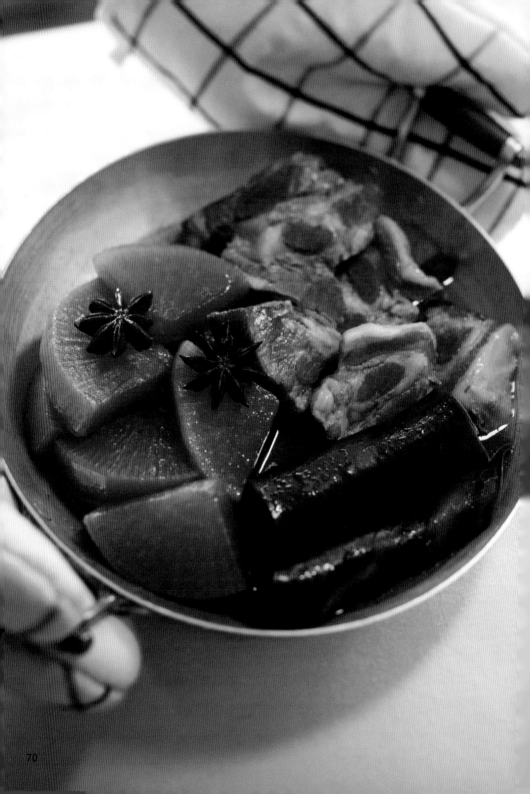

昆布と豚肉の台湾風煮込み

豚バラ肉、大根とともに昆布が主役の煮込み。八角や五香粉をきかせることで
台湾屋台風の味わいに。腸内の善玉菌を増やすオリゴ糖で優しい甘みをプラスして。

材料（2人分）

豚バラかたまり肉…400g
大根…1/4本

A 水…400mℓ
　酒…100mℓ
　昆布…15〜20g
　にんにく（包丁の腹で押しつぶす）
　　…3片分
　しょうがの薄切り…1片分
　八角…2個（または、五香粉小さじ1）

しょうゆ…大さじ5
オリゴ糖…大さじ3

作り方

1　鍋にたっぷり湯を沸かし、豚肉を切らずに入れて弱火で1時間ほど煮る。ゆで汁は捨てて豚肉を洗い、2〜3cm厚さに切る。大根は2cm厚さのいちょう切りに。

2　鍋に**A**、**1**を入れて煮立て、ふたをして弱火で20分ほど煮る。

3　しょうゆ、オリゴ糖を加え、さらに20〜30分煮る。

column

具材として活用したい昆布

昆布はだしをとるときに使うイメージがありますが、具材のひとつとして煮物に使うと旨みがアップし、食物繊維も摂れておすすめ。くったりするまで煮ると味がしみてとてもおいしいです。

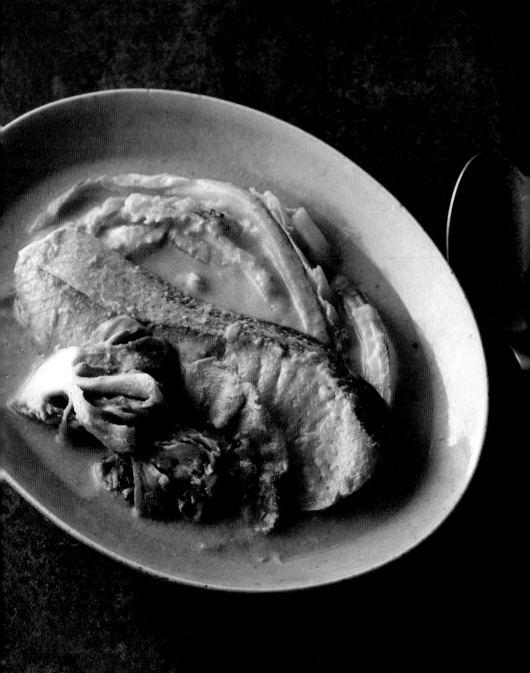

サーモンと白菜の味噌シチュー

子供も大好きなサーモンを、腸活に欠かせない味噌と豆乳でまろやかなシチューに。
まいたけには、腸に直接作用して免疫力を上げる β-グルカンが含まれています。

材料（2人分）

サーモン … 2切れ
白菜 … 1/8個
まいたけ … 1パック

A 水 … 200ml
　固形コンソメの素 … 1個

B 水 … 100ml
　小麦粉 … 大さじ2

豆乳（または、牛乳）… 200ml
オリーブ油 … 小さじ1
味噌 … 大さじ1
塩、こしょう … 各適量

作り方

1 白菜は縦半分に切り、まいたけは食べやすい大きさに切る。サーモンは水気を拭いて塩、こしょうをふる。

2 鍋にオリーブ油を中火で熱し、白菜を入れて表面を焼きつける。Aを加えて煮立て、よく混ぜたBを少しずつ加えて混ぜる。弱火で15分ほど煮たら、サーモン、まいたけを加えてさらに10分ほど煮る。

3 豆乳を加えてひと煮し、味噌を溶き入れて味を調える。

column

まいたけは免疫力アップする栄養素の宝庫！

免疫を高める β-グルカンや、免疫機能を高めるビタミンDを豊富に含むまいたけ。どちらも野菜ではとりにくい成分なので、まいたけでしっかりチャージを！

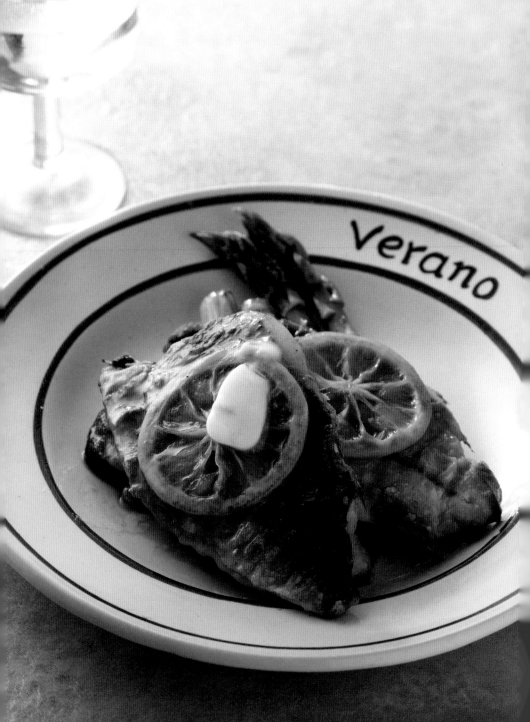

あじのレモンバターソース

コクがありながらもレモンの酸味でさっぱりといただけるイタリア風の一皿。
付け合わせにはオリゴ糖を含むアスパラガスを。さばやさんまを使ってもおいしくできます。

材料（2人分）

あじ（三枚におろしたもの）…2尾分
グリーンアスパラガス…4本

A しょうゆ、みりん、酒
　　…各大さじ1
　レモンの果汁…1/2個分
　バター…20g
　レモンの薄切り…4枚

塩、こしょう、小麦粉、
オリーブ油…各適量

作り方

1 アスパラガスは、かたい部分はピーラーで皮をむき、長さを半分に切ってさっとゆでる。

2 あじは水気を拭き、塩、こしょうをふって小麦粉を薄くまぶす。

3 フライパンにオリーブ油を弱火で熱し、あじを皮側から並べ入れる。片面3〜4分ずつ焼き、Aを加えて煮からめる。アスパラガスと器に盛り合わせる。

※レモンは国産のものをお使いください。国産でない場合は、皮をむいてご使用ください。

column

積極的に食べたいあじ

EPAやDHAがとても豊富なあじ。三枚におろしたものが売っていない場合は、鮮魚売り場でお願いしてさばいてもらえば手軽に作れる一皿です。

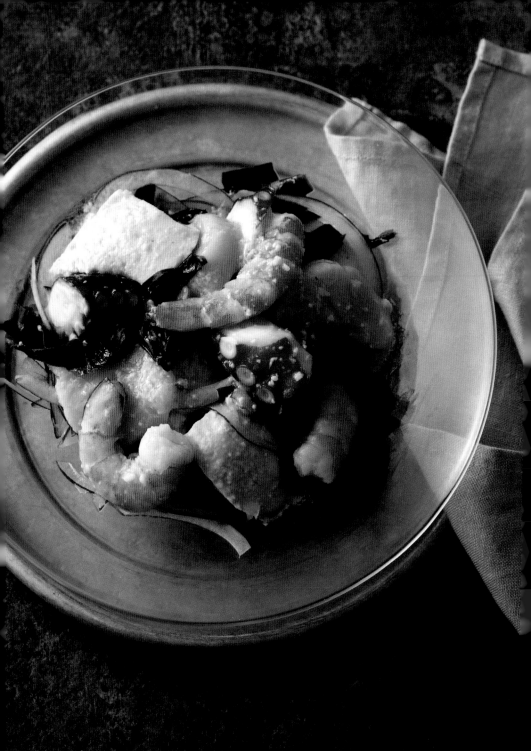

海藻シーフードのサラダ

食物繊維をとにかくたっぷりと摂りたい、というときは海藻ミックスが便利です。
ごろっと入った魚介類が豪華で、おもてなし料理にもぴったり。豆腐でさらにヘルシーに。

材料（2人分）

絹ごし豆腐…1/2丁（150g）
海藻ミックス…10g
紫玉ねぎ…1/4個
ゆでえび…4〜6尾
帆立て貝柱…3〜4個
ゆでだこ…50g

A 塩こうじ、ごま油、酢
　　…各大さじ2
　オリゴ糖（または、はちみつ）
　　…小さじ1

作り方

1 豆腐はペーパータオルで包み、水気をきる。海藻ミックスはたっぷりの水に浸してもどし、水気をきる。玉ねぎは薄切りにして、水にさらして水気をきる。

2 ボウルにAを入れて混ぜ、えび、食べやすく切った帆立て、たこを入れてさっと和える。

3 器に海藻ミックス、玉ねぎを盛り、スプーンですくった豆腐をのせて、2をのせる。

※塩こうじは商品によって塩分量に差があるため、味をみて調整してください。

column

ダイエットの友、シーフード

高タンパク・低脂質なシーフードは、ダイエットをサポートするヘルシー食材。白身魚やサーモンの刺身で作るのもおすすめです。

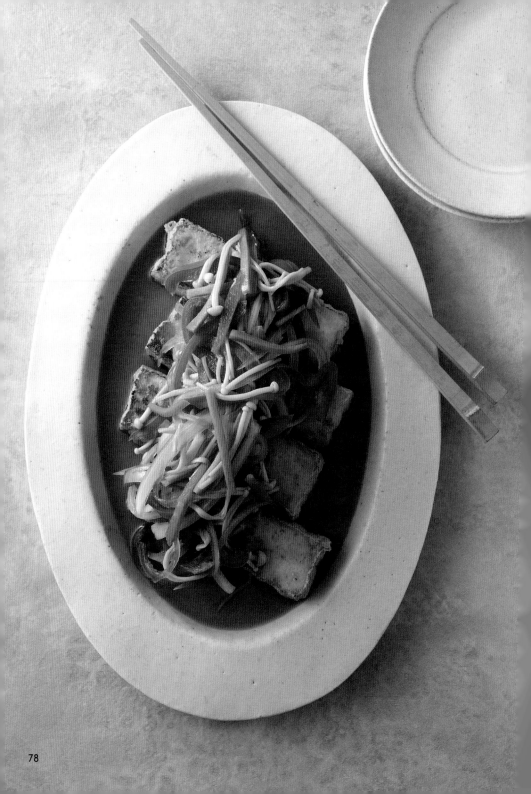

厚揚げの南蛮煮

腸にいい食材ばかりを組み合わせて、おいしくて、ボリュームのあるおかずに。
お酒のおつまみにもいいし、遅めの夕食でも罪悪感なく食べられるのがうれしい。

材料（2人分）

厚揚げ…大1枚
玉ねぎ…1/4個
にんじん…1/4本
ピーマン…1個
えのきたけ…1/2袋

A 水…大さじ2
しょうゆ、酢…各大さじ2
酒、みりん、オリゴ糖
…各大さじ1

サラダ油…適量

作り方

1 玉ねぎは薄切りにする。にんじん、ピーマンは細切りにし、えのきたけは根元を切り落として長さを半分に切ってほぐす。

2 厚揚げは2cmの厚さに切る。フライパンにサラダ油を中火で熱し、両面を焼き色がつくまで焼く。

3 厚揚げをフライパンの端に寄せ、1を入れて炒める。Aを加え、野菜がしんなりするまで煮る。

column

栄養も腹もちも満点の厚揚げ
厚揚げをはじめ大豆製品は、良質のタンパク質やカルシウムが摂れる食品。厚揚げの代わりに高野豆腐や焼き豆腐で作ってもおいしい。

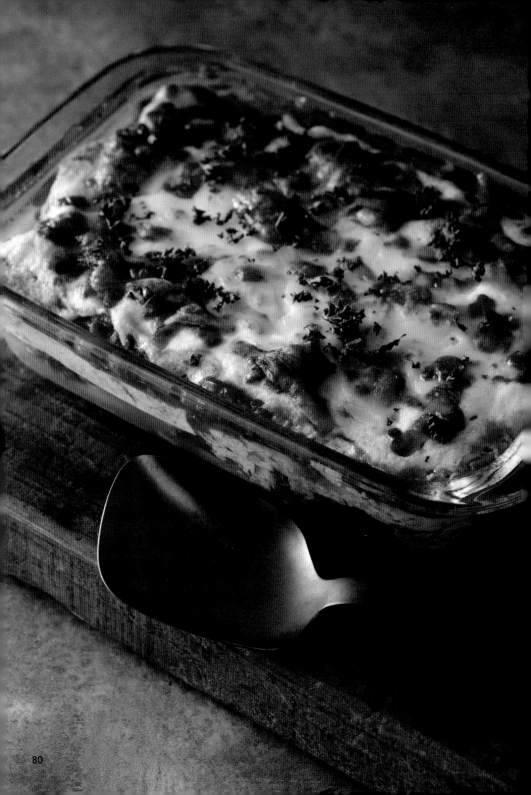

豆腐ラザニア

ラザニアといってもパスタの代わりに薄く切った豆腐を使うことでカロリーも糖質もオフ。
豆腐以外にも、ヨーグルト、おからパウダー、チーズと腸活食材のオンパレード！

材料 (2人分)

木綿豆腐…1丁 (300g)
合いびき肉…200g
玉ねぎ…1/2個

A トマト水煮缶…1缶 (400g)
　トマトケチャップ、中濃ソース
　　…各大さじ2
　塩、こしょう…各少々

B プレーンヨーグルト…200mℓ
　おからパウダー…大さじ1〜2
　塩…小さじ1/4

ピザ用チーズ…60g
オリーブ油…小さじ1
塩、こしょう、パセリ…各適量

作り方

1 豆腐はペーパータオルで包んでしっかり水気をきる。耐熱皿の大きさに合わせて、1cmくらいの厚さに切り、塩、こしょうをふる。

2 玉ねぎはみじん切りにし、フライパンにオリーブ油を中火で熱してひき肉と2〜3分炒める。**A**を加え、10分ほど煮る。

3 耐熱皿に**1**の半量を敷き詰め、**2**、混ぜた**B**を半量ずつ重ねる。これをもう1回繰り返してピザ用チーズを散らす。200℃のオーブンで15〜20分焼き、みじん切りにしたパセリを散らす。

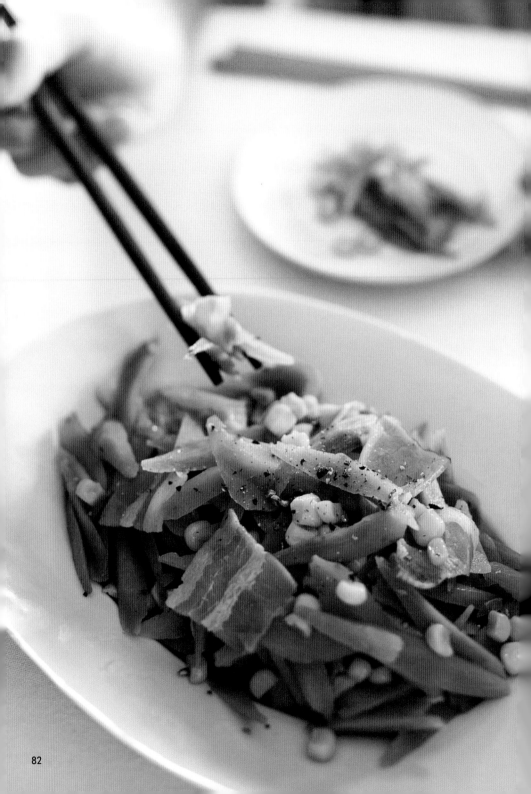

ごぼうとベーコンのきんぴら

おなじみのきんぴらを、ベーコンとコーンで洋風にアレンジ。ごぼうは、食物繊維と
オリゴ糖のWのパワーで腸を活性化。善玉菌であるビフィズス菌を増やしてくれます。

材料（2人分）

ごぼう…1/2本 (100g)
ベーコン…2枚
ホールコーン缶…50g

A しょうゆ、みりん、酒
　　…各小さじ2

サラダ油、粗びき黒こしょう
　　…各適量

作り方

1 ごぼうはささがきにして水にさらし、水気をきる。ベーコンは2cm幅に切る。

2 鍋にサラダ油を中火で熱し、ごぼうをしんなりするまで炒める。ベーコン、コーンを加えてさらに2〜3分炒めたら、**A**を回し入れてふたをして1分加熱する。

3 器に盛り、粗びきこしょうをふる。

column

ごぼうの賢い使い方

ごぼうは腸活によく、具材として出汁として活躍。でも、洗ったり刻んだりが面倒。そんなときは、下処理済みの冷凍食品や乾燥ごぼうを活用すると便利です。

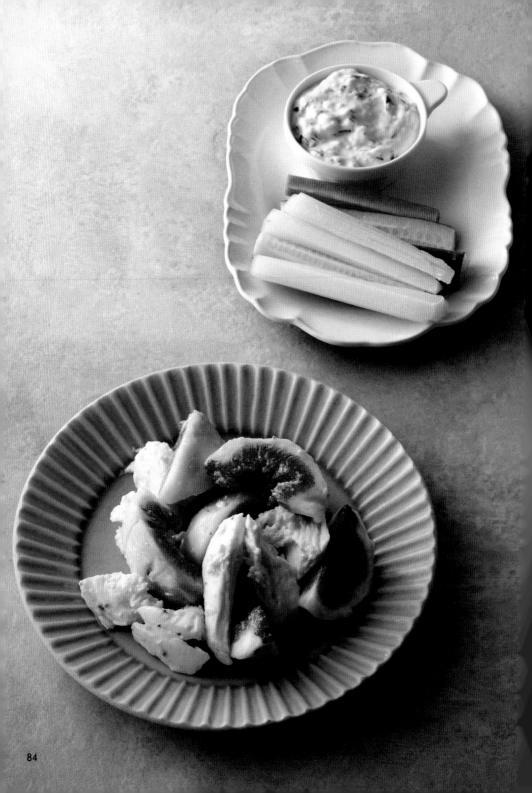

クリームチーズのディップ

乳酸菌たっぷりのクリームチーズに、豆腐や塩こうじを加えて腸に優しいディップに。
野菜につけて食べたり、パンやクラッカーにのせて食べたりと、自由にアレンジして。

材料 (作りやすい分量)

絹ごし豆腐…200g

A クリームチーズ (室温にもどす)
　…50g
　オリーブ油…大さじ1
　塩こうじ…小さじ1

バジルの葉…10枚
野菜 (セロリ、にんじん、きゅうりなど
　好みのもの) …適量

作り方

1　絹ごし豆腐はペーパータオルで包み、水気をきる。

2　1、Aをボウルに入れ、なめらかになるまでよく混ぜる。バジルは細かく刻んで加え、混ぜる。

3　野菜をスティック状に切って器に盛り、2を添える。

　※ディップは多めにできるので、パンに塗ったりしてお使いください。冷蔵庫で3～4日、保存できます。
　※お好みで、おろしにんにくを加えても。

いちじくとモッツァレラチーズのサラダ

水溶性＆不溶性食物繊維のほか、塩分の排出を促すカリウムも含まれているいちじく。
フレッシュなモッツァレラチーズと相性抜群ですが、生ハムを巻いて食べてもおいしい。

材料 (2人分)

モッツァレラチーズ…1個 (100g)
いちじく…1～2個

A オリーブ油…大さじ2
　レモンの果汁…大さじ1
　塩…少々

作り方

1　モッツァレラチーズは手で食べやすく裂き、いちじくはくし形に切る。

2　ボウルにAを入れて混ぜ、1を加えてさっと和える。

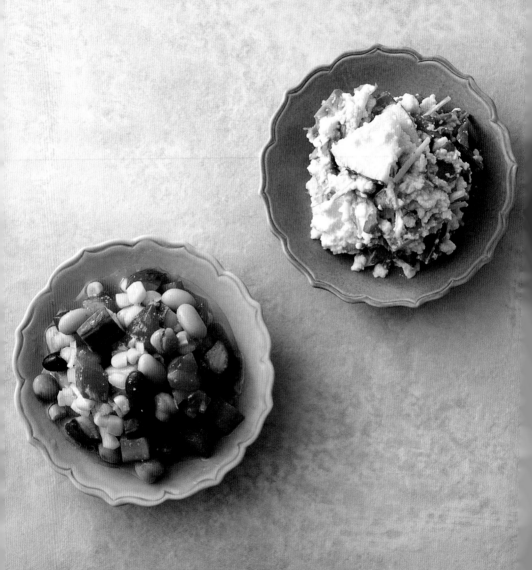

ルッコラとりんごの白和え

ごまのような風味とほんのりとした苦みが特徴のルッコラ。食物繊維が摂れるだけでなく、
鉄分やビタミンなど栄養たっぷり。りんごの甘さと豆腐のまろやかさでグッと食べやすくなります。

材料（2人分）

ルッコラ … 1/2袋
りんご … 1/8個

A 絹ごし豆腐 … 1/2丁 (150g)
　おからパウダー … 大さじ1〜2
　アマニ油（または、しそ油）、
　塩こうじ … 各大さじ1

作り方

1 ルッコラはざく切りにし、りんごは薄いいちょう切りにする。

2 Aをよく混ぜて1を和える。

　※塩こうじは商品によって塩分量に差があるため、味をみて調整してください。

コロコロサラダ

角切りにした野菜やコーン、蒸し豆を和えて、味をなじませるだけでできる中東風サラダ。
サクサクと歯ごたえがよく、栄養もたっぷり。レモンをかけて食べるのもおすすめです。

材料（2人分）

玉ねぎ … 1/8個
きゅうり … 1/2本
トマト … 1/2個
コーン缶 … 30g

A 蒸し豆 … 1パック (70g)
　アマニ油（または、しそ油）、酢
　　… 各大さじ2
　クミンパウダー … 小さじ1
　塩、こしょう … 各少々

作り方

1 玉ねぎは粗みじん切りにする。きゅうり、トマトは1cm角に切る。

2 ボウルにAを入れて混ぜ、コーン、1を加えて混ぜ、冷蔵庫で2〜3時間、味をなじませる。

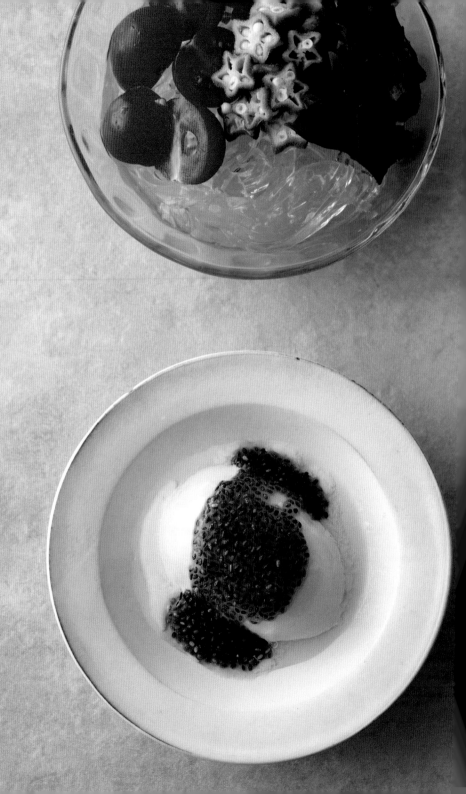

ところてんサラダ

ところてん、わかめ、オクラなどが腸内環境を整え、腸のぜんどう運動を活発にしてくれます。
カロリーがほとんどないので、腸活だけでなくダイエットにも最強のメニューです。

材料 (2人分)

ところてん…2食分
乾燥わかめ…少々
オクラ…2本
ミニトマト…6個
添付のたれ…2食分

作り方

1 わかめはたっぷりの水に浸してもどし、水気を軽く絞る。オクラは色よくゆでて小口切りにする。ミニトマトはヘタを取って縦半分に切る。

2 器に水気をきったところてんを盛り、1を彩りよくのせて添付のたれをかける。
※お好みで練りがらしや白ごまを添えても。

温泉卵のチアシードジュレがけ

食物繊維、必須アミノ酸、オメガ3脂肪酸など含み、栄養素の宝庫ともいわれるチアシード。
プチプチ&ぷるんとした食感が楽しめ、よく噛めば腹もちもいいので朝食にもぴったり。

材料 (2人分)

チアシード…大さじ1
水…大さじ4
めんつゆ (3倍濃縮タイプ)…小さじ2
温泉卵 (市販品)…2個

作り方

1 チアシードと水を混ぜ、30分ほどおいてふやかし、めんつゆと混ぜる。

2 器に温泉卵を盛り、1をかける。
※お好みでおろししょうがを添えても。

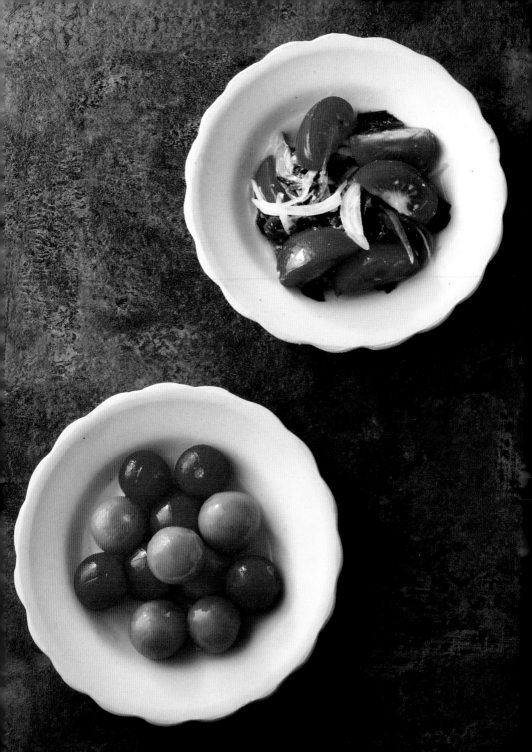

わかめとトマトのマリネ

マリネをするときに、アマニ油、味噌、オリゴ糖などを使うのがポイント。
わかめの代わりに海藻ミックスを使ったり、トマトはミニトマトを使ってもOK。

材料（2人分）

乾燥わかめ…5g
玉ねぎ…1/8個
ミディトマト…1個

A 酢…大さじ2
　アマニ油（または、しそ油）、味噌、
　オリゴ糖（または、はちみつ）
　　…各大さじ1

作り方

1 わかめはたっぷりの水に浸してもどし、水気を軽く絞る。玉ねぎは薄切りにし、ミディトマトはくし形に切る。

2 ボウルに**A**を入れて混ぜ、1を加えてさっと和える。

ミニトマトのはちみつマリネ

見た目もかわいらしく、ほんのり上品な甘さでついいくつも食べてしまうおいしさ。
はちみつには、腸の善玉菌を増やし悪玉菌を減らすオリゴ糖やグルコン酸が豊富です。

材料（2人分）

カラフルミニトマト
　…1パック（12〜15個）
はちみつ（または、オリゴ糖）
　…大さじ2
レモンの果汁…小さじ1

作り方

1 ミニトマトはヘタを取った部分に浅く切り込みを入れる。熱湯にさっと浸けて冷水にとり、皮をむく。

2 ボウルに入れてはちみつ、レモンの果汁をかける。ひと混ぜして冷蔵庫で冷やす。

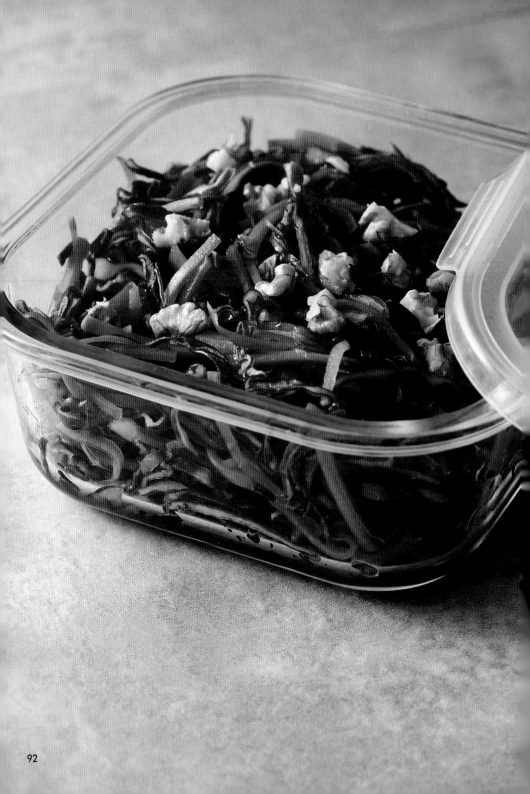

紫キャベツとにんじんのラペ

キャベツにはキャベジンと呼ばれるビタミンUが含まれていて、大腸や小腸の炎症を
抑えてくれることが知られています。色も鮮やかで、食卓が華やかになる一品です。

材料 (作りやすい分量)

紫キャベツ…1/8個

にんじん…1/2本

A オリーブ油、
| 赤ワインビネガー (または、酢)、
| オリゴ糖 (または、はちみつ)
| …各大さじ1
| 塩こうじ…少々

塩、くるみ…各適量

作り方

1 紫キャベツとにんじんはせん切りにし、塩をふってもみ、10分ほどおいて水気を軽く絞る。

2 ボウルにAを入れて混ぜ、1を加えて混ぜる。半日ほど味をなじませて器に盛り、砕いたくるみを散らす。

※多めにできるので、余ったらサンドイッチなどにご活用ください。
※オリゴ糖の代わりに甘酒大さじ1を使っても。
※塩こうじは商品によって塩分量に差があるため、味をみて調整してください。

column

美容と健康をくるみがサポート
ナッツ類の中で「オメガ3脂肪酸（α-リノレン酸）」を最も多く含むのがくるみ。ポリフェノールやビタミンE、食物繊維なども豊富に含むので、毎日少しずつ摂るとよいでしょう。

腸の働きを活性化させる
5つの行動を習慣化！

大腸活レシピで食事の改善をするのと同時に、生活習慣も変えれば
その相乗効果は絶大です。以下の5項目のうち1つでも多く実践して
"快腸生活"をお過ごしください。

① ウォーキング

適度な運動は腸内の善玉菌を増やし、腸の働きを活発に。ウォーキングは全身運動。血行も腸の動きもよくなります。週に3日は、汗ばむくらいのスピードで30分程度歩く習慣を。

③ マッサージ

便秘ぎみなときは、おへそを中心に、手のひら全体で時計回りにマッサージを。腸の流れがスムーズになるようにイメージしながらさすると、リラックス効果も。

② 姿勢を正しく

スマホやパソコンを見る時間が長く、つい姿勢が悪くなって猫背になりがち。前屈みになると腸が圧迫され、呼吸も浅くなります。背筋をスッと伸ばす意識を。

④ 深呼吸する

ストレスを抱えたままでいると、腸内細菌のバランスが乱れます。深呼吸してリラックスすることで副交感神経が優勢になり、腸の働きも活発に。気づいたときに深呼吸を。

⑤ 体内時計を整える

夜眠くなり朝目覚めるのは、人間の体に体内時計が備わっているから。夜更かしや不規則な睡眠時間は体内時計を乱れさせ、腸の働きも悪化させます。規則正しい生活を心がけて。

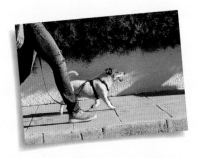

小腸活レシピ

「低FODMAP食」を続けて
小腸を元気にさせよう

「大腸活レシピ」で効果を感じなかった人は、「SIBO」(小腸内細菌増殖症)なのかもしれません。ここからは、小腸を元気にするレシピをご紹介。まずは、「低FODMAP食リスト」から有効な食材で作るレシピを3〜4週間続けてみましょう。調子が整ったら普通の食事を。また不調を感じたら再開、という形で腸の様子を見ながらご活用ください。

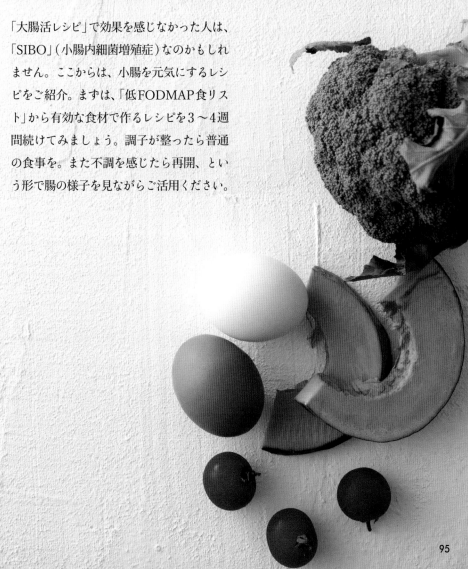

できれば避けたい高FODMAP食と

＊低FODMAP食 ➡ SIBO（小腸内細菌増殖症）の方＝○、SIBO以外の方＝○

高FODMAP食		低FODMAP食	
大麦、小麦、ライ麦	とうもろこし	米、玄米	タピオカ
パン	ピザ	そば（十割）	オートミール
ラーメン	お好み焼き	オート麦	こんにゃく麺
パスタ	たこ焼き	タコス	米粉類
うどん	シリアル	コーンスターチ	ビーフン
そうめん	洋菓子類　など	ポップコーン	フォー　など
グリーンアスパラガス	ごぼう	なす	しょうが
カリフラワー	セロリ	トマト	オクラ
ワサビ	キムチ	ブロッコリー	レタス
ゴーヤ	フライドポテト	にんじん	たけのこ
ねぎ	きくいも	ピーマン	もやし
玉ねぎ	さつまいも	ほうれん草	チンゲン菜
にんにく	タロいも	かぼちゃ	白菜
にら	マッシュルーム	きゅうり	バジル
らっきょう　など		じゃがいも	キャベツ　など
はちみつ	カレーソース	マヨネーズ	ソース
オリゴ糖	ブイヨン	オリーブ油	マーマレード
果糖ぶどう糖液糖	固形スープの素	酢	ピーナッツバター
ソルビトール	バルサミコ酢	トマト水煮缶	メープルシロップ
キシリトール	絹ごし豆腐	ココア	木綿豆腐
トマトケチャップ	豆乳（大豆由来）	ココナッツオイル	豆乳（大豆抽出物由来）
バーベキューソース	納豆	魚油、キャノーラ油	味噌　など
牛乳、カスタード	カッテージチーズ	バター	ゴルゴンゾーラチーズ
ヨーグルト	ブルーチーズ	マーガリン	モッツァレラチーズ
アイスクリーム	クリームチーズ	アーモンドミルク	パルメザンチーズ

穀類

野菜・いも類

調味料・油・大豆製品ほか

乳製品

小腸活に有効な 低FODMAP食リスト

高FODMAP食 ➡ SIBOの方＝×、SIBO以外の方＝○ です。

	高FODMAP食		低FODMAP食	
乳製品	ミルクチョコレート	プリン	カマンベールチーズ	ブリーチーズ
	プロセスチーズ	コンデンスミルク　など	チェダーチーズ	バターチーズ　など
果物	りんご	西洋なし	バナナ	金柑
	すいか	パパイヤ	いちご	パイナップル
	あんず	さくらんぼ	ココナッツ	ライム
	桃	干しぶどう	ぶどう	ラズベリー
	なし	プルーン	メロン	ブルーベリー
	グレープフルーツ	いちじく	キウイ	クランベリー
	アボカド	プラム	オレンジ	スターフルーツ
	ライチ	マンゴー	みかん	ドリアン
	柿	ドライフルーツ　など	レモン	ドラゴンフルーツ　など
飲み物	りんごジュース	チャイ	紅茶	ウォッカ
	マンゴージュース	カモミールティー	コーヒー	ウイスキー
	オレンジジュース	はちみつ入りジュース	緑茶	甘くないワイン
	なしジュース	エナジードリンク	レモンジュース	タピオカティー
	レモネード（加糖）	マルチビタミンジュース	ライムジュース	チャイ（薄いもの）
	ウーロン茶	ラム酒	クランベリージュース	レモネード（無糖）
	ハーブティー	甘いワイン	ビール	水
	麦芽コーヒー	りんご酒　など	ジン	日本酒　など
卵肉魚	魚の缶詰		肉全般（ハム、ベーコンも）	卵
	ソーセージ		魚介類全般	
種子類	カシューナッツ	あんこ	アーモンド（10粒以下）	栗
	ピスタチオ	きな粉	ピーナッツ	ヘーゼルナッツ
	アーモンド（20粒以上）	あずき	くるみ	カレー粉　など

※『パン・豆類・ヨーグルト・りんごを食べてはいけません』（江田証著／2017年・さくら舎刊）より抜粋。

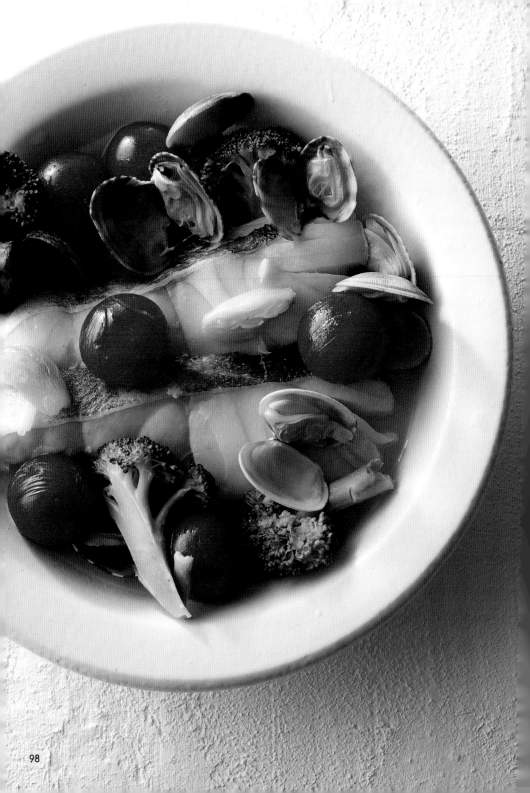

切り身魚のアクアパッツァ

切り身魚を利用すれば、手軽なのに本格派の"アクアパッツァ"が完成。
腸にいい影響を与えるブロッコリーやトマトなどの野菜をたっぷりプラスして。

材料（2人分）

たら（鮭やすずきなどでも）…2切れ
あさり（砂抜きしたもの）…100g
ブロッコリー…6房
ミニトマト…8個
にんにく…2片

A 水…150mℓ
　　白ワイン…100mℓ
　　こしょう…少々

オリーブ油…大さじ1
塩…少々

作り方

1 たらは水気を拭き、にんにくは包丁の腹で押しつぶす。

2 フライパンにオリーブ油とにんにくを入れて弱火で熱し、香りが立ったら、たらを片面1〜2分ずつ焼く。

3 A、ブロッコリー、あさりを加え、5〜6分煮る。ミニトマトを加えて、全体に煮汁を回しかけながら2〜3分煮る。塩で味を調える。

column

アクアパッツァは、好きな具材で楽しんで
中に入れるシーフードは自由。コツを押さえれば応用範囲が広いのがアクアパッツァ。たらの代わりにあじや鯛、金目鯛を使ったり、ムール貝などを加えるのがおすすめです。

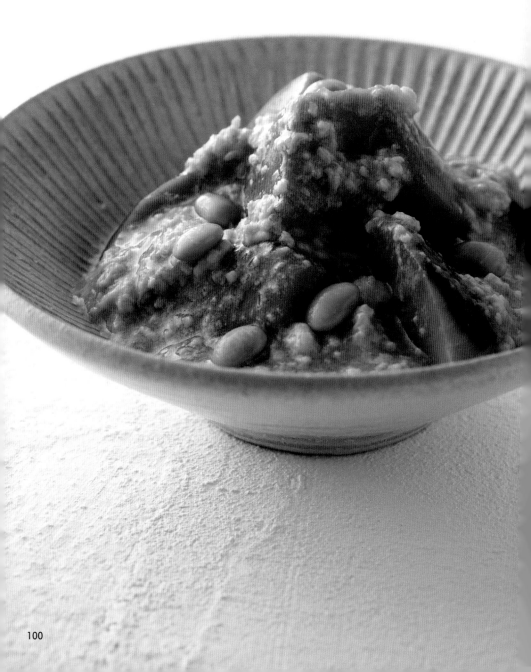

かぼちゃのそぼろ煮

緑黄色野菜の代表選手かぼちゃには、ビタミン類やカリウムのほか、食物繊維も
バランスよく含まれています。最後に枝豆を散らすことで、腸活をさらに後押し。

材料（2人分）

かぼちゃ … 1/6個 (300g)
鶏ひき肉 … 100g

A 水 … 200ml
　酒、しょうゆ、砂糖 … 各大さじ1
　おろししょうが … 小さじ1

水溶き片栗粉 (水、片栗粉 … 各小さじ1)
冷凍枝豆 … 適量

作り方

1 かぼちゃはふた口大に切り、ところどころ皮をむく。

2 鍋に**A**、かぼちゃを入れて煮立て、かぼちゃが柔らかくなるまで弱火で10分ほど煮て器に盛る。

3 鍋に残った煮汁にひき肉を入れて中火にかけ、菜箸で混ぜながら火を通す。水溶き片栗粉を加えてとろみをつけ、**2**にかけて枝豆を散らす。

column

冷凍野菜が便利な話
野菜をあれこれ買う時間がない！というときは、冷凍野菜の活用を。かぼちゃをはじめ、さまざまな冷凍野菜が売られていて、味も栄養も生鮮品にさほど劣りません。

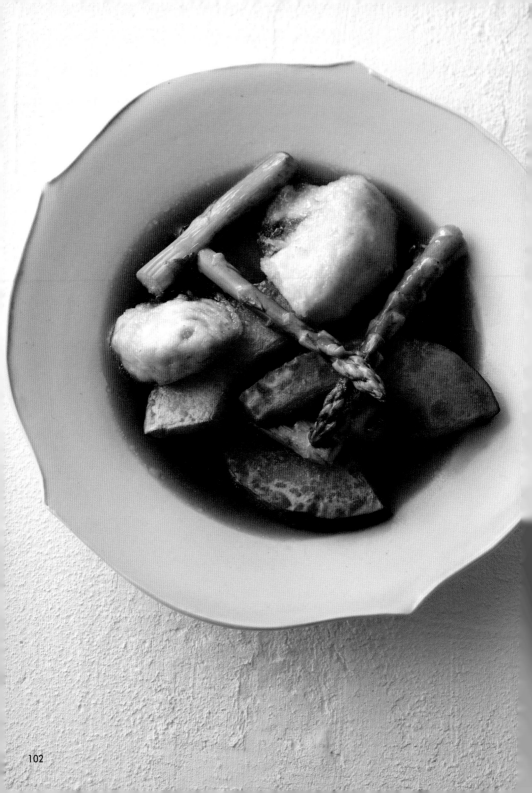

めかじきと野菜の揚げ浸し

めかじきには、血液中のコレステロールや中性脂肪を減らすDHAが豊富。
かぼちゃやアスパラガスでしっかり食物繊維もとることができます。

材料 (2人分)

めかじき (たらや鮭でも) … 2切れ
かぼちゃ … 1/8個 (250g)
グリーンアスパラガス … 4本

A 水 … 150mℓ
　　めんつゆ (3倍濃縮タイプ) … 大さじ3

塩、片栗粉、揚げ油 … 各適量

作り方

1 めかじきに塩をふって5分おき、水気を
　拭く。食べやすく2〜3等分に切って薄
　く片栗粉をまぶす。

2 かぼちゃは5〜6mm厚さのくし形に切
　る。アスパラガスのかたい部分はピーラー
　で皮をむき、長さを半分に切る。

3 揚げ油を170〜180℃に熱し、1、2をカラ
　ッと揚げて油をきり、温めたAに浸ける。

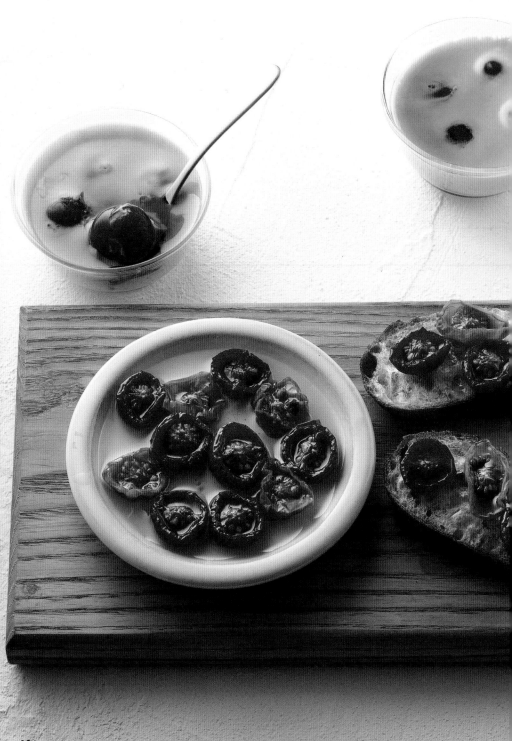

冷たい茶碗蒸し

卵もトマトも、手軽に摂れる「低FODMAP食」の代表選手。これは、卵とトマトとおだしのみで
作る冷たい前菜。寒い季節になってきたら、できたての熱々を食べてもおいしい。

材料 (2人分)

ミニトマト…8個

A 水…150mℓ
　卵…1個
　白だし…大さじ1

ごま油…適量

作り方

1 耐熱容器にミニトマトを4個ずつ入れる。
よく混ぜた**A**をざるで濾し、耐熱容器に
等分に入れ、アルミホイルでふたをする。

2 鍋または深めのフライパンに**1**を入れ、
耐熱容器の高さの半分くらいまで水を入
れて強火にかける。沸騰したらふたをし、
弱火で8〜10分加熱する。水っぽい場
合は、さらに1分ずつ追加で加熱する。

3 冷蔵庫で冷やし、食べるときにごま油を
かける。

セミドライトマト

リコピンやビタミンCなど栄養満点のトマトですが、ドライトマトにすることで
よりそれらの栄養素が濃縮されます。パンにのせれば、イタリア料理のブルスケッタに。

材料 (作りやすい分量)

ミニトマト…2パック
オリーブ油…適量

作り方

1 ミニトマトは横半分に切り、切り口を下
にしてペーパータオルの上に並べて30
分おく。

2 オーブンシートを敷いた天板に、ミニト
マトを切り口を上にして並べる。120℃
に予熱したオーブンで1時間加熱する。
乾燥が足りない場合は、さらに10分ず
つ追加で加熱する。

※そのまま食べてもいいし、写真のようにオリーブ油
をかけても。

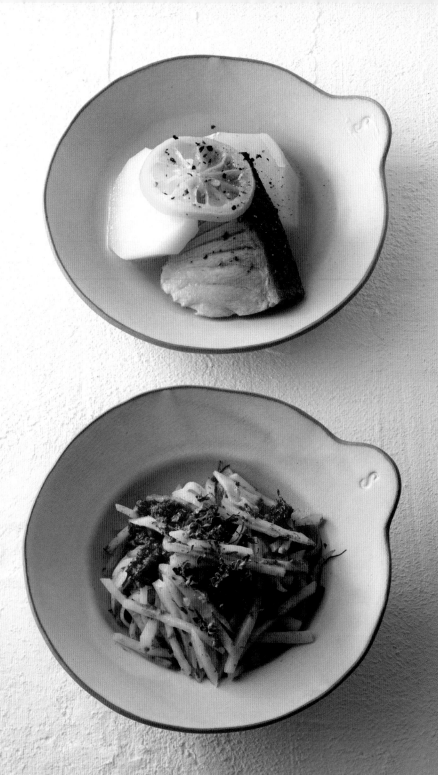

じゃがいもとサーモンの塩バターレモン煮

食物繊維やビタミンCが豊富なじゃがいもは、健康だけでなく美容食材としても優秀です。
塩とバターとレモンという組み合わせは、クセがなく、子供から大人まで誰もが好きな味。

材料（2人分）

サーモン…1〜2切れ
じゃがいも…2個
レモンの薄切り…2枚

A 水…200mℓ
　　顆粒コンソメの素…小さじ1/2
　　バター…10g
　　塩、粗びき黒こしょう…各少々

作り方

1 サーモンは食べやすく2〜3等分に切る。じゃがいもは皮をむいて1.5cm厚さの輪切りにする。

2 鍋にじゃがいも、サーモン、レモンの順に重ねる。**A**を注ぎ入れて煮立て、弱火で10分ほど煮る。

じゃがいもとコンビーフのカレー炒め

実は低カロリーで、栄養豊富なコンビーフ。炒め物などにアクセント的に使うと、
味にコクが出て、ボリュームもアップします。お酒のおつまみにもぴったり。

材料（2人分）

じゃがいも…2個
コンビーフ…1缶

A カレー粉…小さじ1
　　塩、こしょう…各少々

オリーブ油、パセリ…各適量

作り方

1 じゃがいもは皮をむいて細切りにする。

2 フライパンにオリーブ油を中火で熱し、じゃがいもがしんなりするまで炒める。

3 コンビーフを崩しながら加えて炒め合わせ、**A**で味を調える。器に盛り、みじん切りにしたパセリをふる。

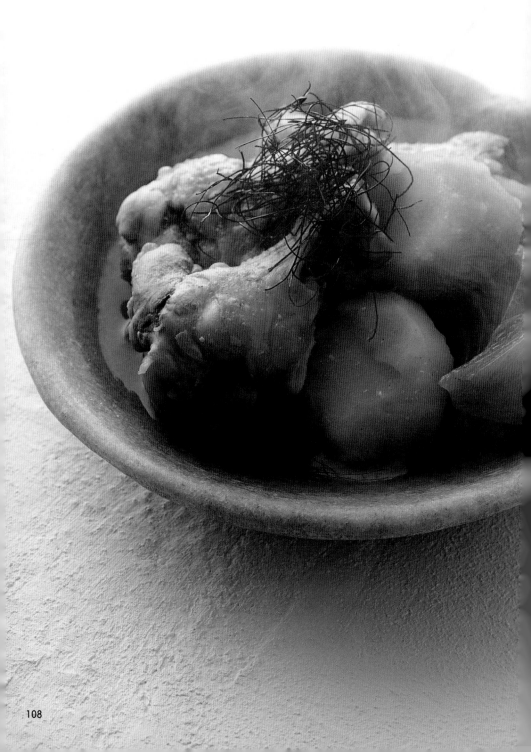

手羽とじゃがいものコチュジャン煮

疲労を解消したり、免疫力を高めてくれる栄養素がぎっしり詰まっている鶏の手羽。
発酵食品であるコチュジャンと味噌で、ピリッとした辛さとまろやかな旨みをプラス。

材料（2人分）

鶏手羽元…6本
じゃがいも…2個
玉ねぎ…1/2個
水…600mℓ

A 酒、砂糖…各大さじ2
コチュジャン…大さじ1
しょうゆ…大さじ1
にんにく…2〜3片

味噌…大さじ3
糸唐辛子…適量

作り方

1 鍋に鶏肉と水を入れて煮立て、アクをすくい、弱火で15分ほど煮る。

2 じゃがいもは皮をむいて半分に切り、玉ねぎはくし形に切る。

3 1に**A**、**2**を加え、弱火で10〜15分煮る。

4 味噌を溶き入れて1〜2分煮る。

5 皿に盛り、仕上げに糸唐辛子をちらす

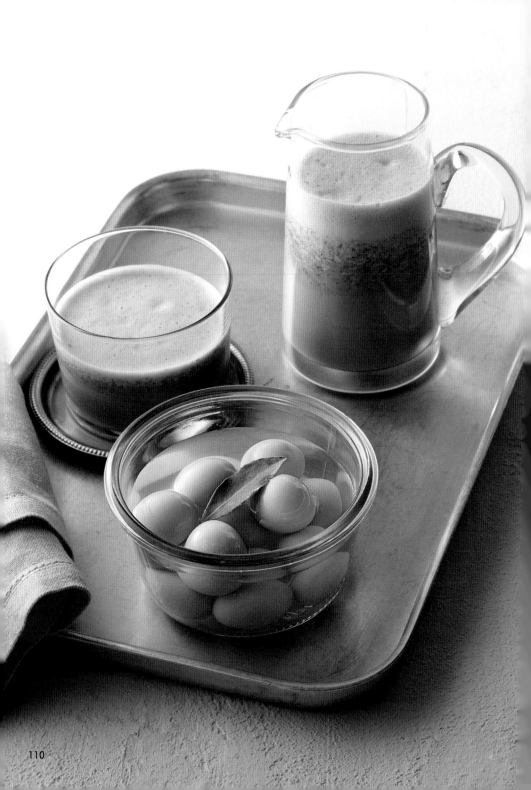

エッグスムージー

生卵には、腸の免疫力を高めるグルタミンが含まれています。豆乳やバナナを組み合わせれば
食物繊維やオリゴ糖も一緒にとれるので、手軽でおいしい腸活ドリンクに。

材料（2人分）

豆乳 (または、アーモンドミルク) … 300㎖

卵 (新鮮なもの) … 3個

ほうれん草 … 4株

バナナ … 1本

メープルシロップ … 大さじ3

作り方

ほうれん草はざく切りにし、バナナは2cm
幅に切る。残りの材料とともにミキサーに
かける。

うずら卵のピクルス

鶏卵よりも栄養価の高いうずらの卵。保存がきくので、ちょっとおかずが足りないかも……
というときに、あるとうれしい。メープルシロップの代わりにはちみつを使ってもOK。

材料（作りやすい分量）

うずら卵の水煮 … 12個

A 水 … 80㎖

  酢 … 大さじ3

  メープルシロップ
    … 大さじ1〜2

  塩 … 小さじ1/4

  ローリエ (あれば) … 1枚

作り方

1 鍋に**A**を入れてひと煮立ちさせ、粗熱を
  とる。

2 うずら卵は水気をきって清潔な容器に入
  れ、**1**を注ぎ一晩おく。

｜ 著 者 ｜ 大塚 亮 ｜ Ryo Otsuka ｜

おおつか医院院長。医学博士。循環器専門医。オーソモレキュラー・ニュートリションドクター(OND)認定医。大阪市立大学医学部附属病院循環器内科、ニューヨーク州 Columbia University Irving Medical Center, NewYork-Presbyterian Hospital、西宮渡辺心臓脳・血管センター勤務を経て、おおつか医院院長に就任。日本内科学会・日本循環器学会・日本抗加齢医学会に所属。著書に『お医者さんと野菜屋さんが推奨したい一生健康サラダ』(共著)、『食事を変えてラクラク解決! 脱うつレシピ』『お医者さんが薦める免疫力をあげるレシピ〜かんたん美味しくがん&ウイルス対策〜』(以上、三空出版)がある。

お医者さんが薦める
美腸活レシピ

2021年10月20日初版発行

著 者 大塚 亮
発行者 川口秀樹
発行所 株式会社三空出版 (みくしゅっぱん)
〒102-0093
東京都千代田区平河町 2-12-2-6F-B
TEL：03-5211-4466
FAX：03-5211-8483
https://mikupub.com
印刷・製本 日経印刷株式会社

料理制作・スタイリング／渡辺ゆき
撮影／小林キュウ
デザイン／山下知子 (&Y design)
　　　　瀬戸瑞絵 (&Y design)
イラスト／きくちりえ (Softdesign LLP)
校正／前田理子 (みね工房)
文／猪原美奈 (PRIMADONNA)
編集／小内衣子 (PRIMADONNA)

協力：ナチュレライフ編集部

「自然の恵みで健康・キレイになる」をテーマに食・コスメ・情報を提供するライフスタイルブランド。可能な限り添加物を使用しない健康食品、世界唯一の天然美容成分配合のコスメをはじめ、医師や農業法人とのコラボレーションによる徹底した高品質な商品を展開。一方で、最新の栄養学・医療情報をもとにした書籍の編集協力やメディアづくりも手掛ける等、人生100年時代における人々の健康と美容をあらゆる面からサポートする。

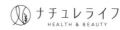